房颤：
从手术治疗到日常管理

听专科大夫讲专业的房颤科普

刘兴鹏 著

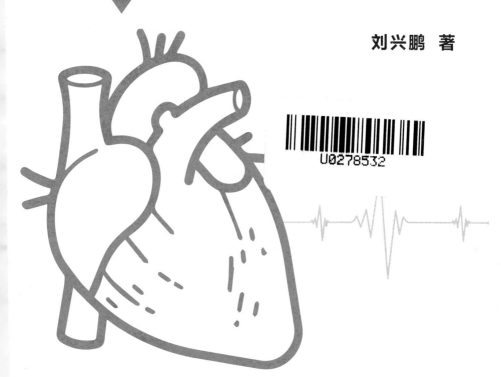

U0278532

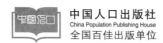

中国人口出版社
China Population Publishing House
全国百佳出版单位

图书在版编目（CIP）数据

房颤：从手术治疗到日常管理：听专科大夫讲专业的房
颤科普 / 刘兴鹏著. — 北京：中国人口出版社,2023.3
ISBN 978-7-5101-9193-0

Ⅰ.①房… Ⅱ.①刘… Ⅲ.①心房纤颤－防治－普及
读物 Ⅳ.①R541.7-49

中国国家版本馆CIP数据核字(2023)第041886号

房颤：从手术治疗到日常管理
听专科大夫讲专业的房颤科普

FANGCHAN:CONG SHOUSHU ZHILIAO DAO RICHANG GUANLI
TING ZHUANKE DAIFU JIANG ZHUANYE DE FANGCHAN KEPU

刘兴鹏 著

责 任 编 辑	刘继娟	
策 划	贾慧慧	
责 任 印 制	林 鑫 任伟英	
出 版 发 行	中国人口出版社	
印 刷	小森印刷（北京）有限公司	
开 本	880mm×1230mm 1/32	
印 张	5.25	
字 数	84千字	
版 次	2023年3月第1版	
印 次	2023年3月第1次印刷	
书 号	ISBN 978-7-5101-9193-0	
定 价	49.80元	

电 子 邮 箱	rkcbs@126.com
总编室电话	（010）83519392
发行部电话	（010）83510481
传 真	（010）83538190
地 址	北京市西城区广安门南街80号中加大厦
邮 政 编 码	100054

作者简介

刘兴鹏

主任医师、教授、博士研究生导师

现任首都医科大学附属北京朝阳医院心脏中心副主任、心律失常科主任。哈特瑞姆心脏医疗集团创始人。目前主要社会兼职包括：国家卫健委人才交流中心心律失常专家委员会主任委员、北京医学会心电生理和起搏分会副主任委员等。

国内知名心律失常专家，带领团队完成各类心律失常介入治疗过万例，尤其擅长房颤的导管消融治疗，曾完成国内首例难治性房颤的一站式杂交手术治疗和国内首例器质性心脏病室速的无创射波刀治疗，是国内心律失常领域的学科带头人之一。

曾获首届"国之名医"（人民日报社主办）、第二届"京城好医生"（中央人民广播电台主办）等多项荣誉称号，两次入选"年度心血管内科好大夫榜"（好大夫在线发布）。

曾先后获得北京市五一劳动奖章、北京青年五四奖章、茅以升北京青年科技奖、全国先进科技工作者等多项荣誉称号；入选教育部"新世纪优秀人才资助计划"、北京市卫生局"215 工程"首批学科骨干计划、"新世纪百千万人才工程"北京市级人选、首届"朝阳名医"等多项人才工程。

作为课题负责人曾先后主持"科技部国际合作项目""国家自然科学基金"等课题 10 余项。以第一作者和通讯作者在国外主流心脏病及心律失常期刊上发表 SCI 论文数十篇。

自 序

大家好，我是首都医科大学附属北京朝阳医院心脏中心的刘兴鹏医生。

先和大家简单介绍一下我自己的专业：

心脏科是一个很复杂的专业，包括很多亚专业，比如大家熟悉的高血压、冠心病，等等，而我从事的亚专业叫作"心律失常"。

什么叫"心律失常"呢？心脏跳得快、跳得慢、跳得不整齐，就是"心律失常"了，而我就是专门给患者解决"心跳"问题的医生。

从1999年至今，我从事这个心脏亚专业已经20多年了。

接下来，我想跟大家聊一聊，使我动念写这本房颤科普书的原因。

2016年春节前，我在医院的年度例行体检中发现，自己的甲状腺里存在几个"结节"。这些"结节"究竟是癌症还是炎症，不同专家意见不一。这一时令我感到很茫然。虽然我自己也是医生，但甲状腺方面的知识却非常匮乏。我清晰地记得，那时最盼望的，就是能有人给自己系统地讲一讲甲状腺结节方面的科普知识……

也正是在那时，我突然意识到：那些不幸已经罹患心律失常的患者及其家属们，又何尝不希望得到靠谱的、系统的心律失常科普知识呢？

在心律失常这一大类疾病中，最常见、最复杂的一类心律失常就是心房颤动，简称房颤。我决定就从这个方面入手。为此，在过去几年里，我不仅在中央电视台的健康之路栏目、北京卫视的养生堂栏目、健康北京栏目等传统媒体上讲房颤的科普知识，同时还在诸如哈特瑞姆心脏科普微信公众号、好大夫在线等新媒体平台上进行在线直播和义诊，回答房颤患者的问题。

通过这些科普实践，我有几个感触：

其一，对于患者及其家属而言，科普是"刚需"。在互联网上，我有很多铁杆"粉丝"，每次直播他们都会来。而且，令我吃惊的是，房颤患者朋友们提出的一些问题，是过去我站在医生角度从未想过的。

其二，现代医学进展很快，自然地，疾病科普也需要与时俱进。但如何做到呢？我想尝试一种全新的方式，即出一本"立体化"和"持续进化"的科普书籍。

所谓"立体化"，就是在这本系统介绍房颤来龙去脉的传统纸质书籍中，读者可通过扫描书中的二维码，随时通过手机观看我的科普视频，因为对于很多抽象医学概念的讲解，视频无疑是更有优势的。

所谓"持续进化"，就是我会把有关房颤方面的新进展、新知识，持续在纸质书籍和网上视频中进行更新，希望使本书成为房颤患者朋友们最信任的科普书籍之一。

最后，我也想借此机会感谢过去 20 多年里，我有幸照护过的过万名房颤患者们，我和他们一起在与房颤"作战"的过程中所取得的经验和教训是本书的精髓。真诚希望这本 1.0 版房颤科普书能够满足更多房颤患者们的需要。谢谢！

2022 年 10 月

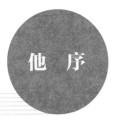

他 序

欧阳非凡

世界知名心律失常专家，被誉为兼备"东方的灵巧和西方的严谨"的大师级人物，在房颤介入领域原创贡献颇多，如房颤的环肺静脉隔离术等；为中国心房颤动导管消融技术的推广应用做出了巨大的贡献，被中华医学会授予中国心房颤动基础与临床研究杰出成就奖。

心房颤动（简称房颤）是一种严重威胁人类健康的心律失常疾病，也是临床最常见的导致患者住院的心律失常。房颤的发生与年龄有关，随着主要工业化国家先后进入老龄化社会，近年全球房颤患病人数激增。有报道称，仅中国就有 1000 多万名房颤患者。我所工作过的德国，心脏科病房里房颤患者亦比比皆是。

好在，与日渐庞大的患病人群相比，房颤的治疗手段近年来也取得了长足进展。无论是以消除房颤为目标的导管消融技术，还是以预防房颤所导致的脑卒中这一并发症为目标的新型抗凝药物治疗及左心耳封堵技术，现阶段的房颤治疗领域呈现一派欣欣向荣的景象。

然而，凡事有利也有弊，房颤患者可以选择的治疗手段多了，他们选择的难度也在增加。对于普通百姓而言，房颤领域的专业术语犹如天书，各类疗法难明就里。在"医患共同决策"这一理念流行的今天，如何让房颤患者了解更多的相关科普知识，就显得尤为重要。

医学科普是一项专业性很强的工作，房颤的科普亦不例外。无疑，最适合做房颤科普的是专门从事心律失常诊疗工作的专业医生。然而我亦深知，在中国，他们是最忙碌的医生群体之一，因为患者太多，临床工作已然应接不暇，要再挤出时间做科普，实属不易。但，这是大善。

本书作者刘兴鹏教授就是这样一位心有大善的医生。我和兴鹏相识已有二十多年。还记得第一次见兴鹏，是在1999年，我受邀回国演示手术。当时他还非常年轻，在读博士。再次见面，已是2004年，那年，他来到德国汉堡我当时工作的圣乔治总医院学习房颤消融技术。他的勤奋好学和职业精神给我留下了深刻的印象。

此后，我回国学术交流的次数增加，和兴鹏的交往更加频繁，常有深谈，成为好友。再后来，他牵头组建了哈特瑞姆心脏医生集团，专门邀请我做了培养心律失常精英术者的"非凡电生理英才计划"。可以说，我一路见证他从青涩的博士生，到国内心律失常领域的青年才俊，再到开始提携后辈的知名"大咖"。现在看到他又开始在房颤科普领域耕耘，甚感欣慰，也是于国于民的大好事。

工作中，兴鹏教授是一位严谨的医者和学者，我怀着极大的兴趣阅读了他的首部医学科普书。通俗形象的语言之中，透露着严谨之风，但读来感觉内容流畅，行文充满了他的个人印记，仿佛目睹医生本人与患者对话一般。尤其值得称道的是，本书内附的多个二维码，读者在阅读纸书的间隙，打开手机扫码后即可看到他在央视、北京卫视等媒体上做客时的科普节目，或听到他网络义诊时的直播答疑，这让本书更加丰满，是一本文字影音强互动的"立体书"。

最后我想说，无论是为了寻求靠谱的房颤科普知识，还是为了更好地做出治疗决策，这都是一本能帮助房颤患者的很不错的图书。我真诚地推荐房颤患者朋友们读一读，故乐为作序。

2022 年 11 月于德国汉堡

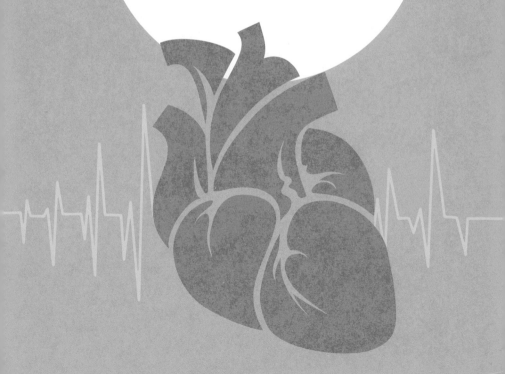

第一章

什么是房颤？

房颤，全名"心房颤动"，发病率在快速性心律失常中排名第一。在中国有多少房颤患者呢？按患病率接近 1% 做保守估计，至少有 1300 多万名房颤患者。

"心房颤动"是一种什么病

正常的心脏跳动，是有一个"司令部"在主导，每一次跳动都是"司令部"发出指令。但房颤发生的时候，心房出现了"捣蛋鬼"，抢过了"司令部"的指挥权，这个时候心脏跳动就会很乱，完全没有规律，也就是心律"失常"了。

多数情况下，房颤时心脏的跳动会变快，达到 100~160 次 / 分钟；也有一部分房颤，单纯从心跳次数上看，和健康人没有太多区别，为 60~100 次 / 分钟。

识别二维码观看作者讲解：《房颤是怎么回事？》

但是房颤和正常心跳的一个极大区别是，心跳变得极为紊乱。健康人群的心脏跳动是"噔 - 噔 - 噔"这样有规律的。但房颤时，心跳的节律是乱的，比如"噔 - 噔噔噔 - 噔噔"，没有规律可言。

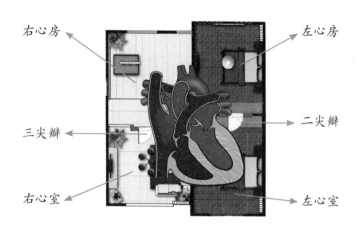

右心房

左心房

三尖瓣

二尖瓣

右心室

左心室

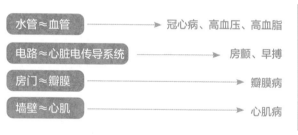

水管≈血管　　　　　　　→　冠心病、高血压、高血脂

电路≈心脏电传导系统　　　　→　房颤、早搏

房门≈瓣膜　　　　　→　瓣膜病

墙壁≈心肌　　　　　　　→　心肌病

识别二维码观看
作者讲解：《心
脏维修指南》

　　什么是"心律失常"？如果把心脏比作两室两厅的
房子，大家熟知的"冠心病"就是房子的"水管"出了问题，
"心律失常"就是房子的"电路"出了问题。

房颤分为阵发性的和持续性的

什么叫作阵发性房颤？假如说您的房颤上午犯了，下午就好了；今天有房颤，明天又好了，这叫作阵发性房颤，它的发作是"有始有终"的，发作时通常不会超过 24 小时，当然也有超过 24 小时的，我们定义是不超过 7 天，也就是一周之内可以终止的房颤，叫阵发性房颤。

什么叫持续性房颤？就是持续时间超过 7 天的房颤。若房颤持续的时间进一步延长，超过了一年，我们称之为长程持续性房颤。对于持续性及长程持续性房颤，患者的心脏长时间处于房颤的状态，而不能自行转为正常心率，做心电图往往可以查出房颤，不管您是否感觉到它的发作（有些房颤没有症状）。

如果阵发性房颤一直不治疗，可能发展为持续性房颤，我们管这个过程叫房颤的进展。这个阵发性房颤比例还是挺高的，如果 10 年不管它，有 30%~40% 的比例，会从时有时无的阵发性房颤，发展为长时间发作的持续性房颤；如果持续性房颤进一步发展为长程持续性房颤，这时房颤的治愈率会大为下降。所以房颤的一个治疗原则是要"早"，早发现、早治疗。

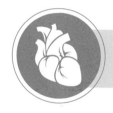

症状：心慌得像刚偷了东西

✱ 症状1：心慌

一般情况下我们是感觉不到自己心脏跳动的，当然也有一些特殊情况，比如，小伙子见女朋友，可能有点儿心慌慌的，这是正常的。

但如果没什么特殊情况发生，你却突然感觉到心脏的跳动，觉得心慌、心里发空，这就提示可能存在心律失常了。

房颤的主要症状就是心慌。心慌是一种什么感觉呢？很多人会突然感觉心跳得很快，快跳到嗓子眼儿了。有位患者曾经对我形容说："我明明是个老实人，可现在天天心慌得活像刚偷完东西。"

说到这里，不得不提起一位文学巨匠：莎士比亚。在1611年，47岁的莎士比亚写下了这样一段话："我的身体在颤抖，我的心在疯狂地舞动，但这并没有让我感到快乐。"

在很多莎士比亚粉丝眼中，这段话可能是莎翁在描述自己的心情，但是在现代医生看来，这一段文字很可能就表示，莎士比亚当年已经出

识别二维码观看作者讲解：《出现哪些症状就要警惕房颤的发生？》

5

现了房颤。5 年后，年仅 52 岁的莎翁就溘然谢世了。

如果您也经常出现这样的情况，就要及时去医院检查一下了，很有可能房颤已经找上门了。

＊症状 2：气短乏力

很多房颤患者经常会感觉到没有力气，走几步路就感觉喘不上来气，想坐下来休息。如果您原来一口气可以上五六层楼，最近上一两层楼就累得不行，那这种情况您也要警惕起来，看是不是身体向我们发出信号了。

＊症状 3：头晕眼花

下面这种症状在中老年群体中更常见，也更容易被忽视，那就是头晕眼花。如果您经常会感觉到无缘无故头晕，还总感觉视力下降，看东西模糊，那就要注意了，它有可能不是视力问题，而是心脏问题。因为房颤时，心房失去了正常的泵血功能，心脏泵血减少，头部供血也跟着减少，从而引起脑部缺血，就会有头晕眼花的情况。

＊症状 4：胸闷胸痛

很多房颤患者在房颤发作时会感觉到心口发闷，像有一块大石头压着一样，严重的会感觉到胸部疼痛，这些就是房颤患者因为心脏缺血，有了冠心病、心绞痛的症状。尤其在心率很快的时候，心肌得不到充足的休息，导致心肌供血相对不足。此外，也有一部分房颤患者同时合并冠心病，如果心绞痛症状典型，发作时间长，应该完善冠心病的相关检查，如冠状动脉增强 CT、冠脉造影。

＊症状 5：黑蒙晕厥

晕厥对于中老年人来说就更可怕了。很多房颤患者会经常感觉眼前突然一黑，什么也不知道了，过一会儿就缓过来了，大部分人会自然清醒，但有的人就需要医治。这种情况非常危险，万一晕倒在马路上呢？万一摔倒时发生摔伤等次级伤害呢？通常来讲，房颤患者在心率很快的时候，或者心率很慢或出现数秒钟心脏不跳的时候，可出现晕厥。无论何时，只要出现了这样的情况，就一定要及时就医，预防更严重的情况发生。

＊症状 6：尿频

还有一部分房颤患者一紧张就想去厕所，就跟人考试前紧张得想去厕所是一种感觉。这是由于房颤发作时，人体的心率过快，这时候机体会分泌一种有利尿作用的激素，代谢也会随之增快，导致出现尿频的症状。

如果您有以上的几种情况，一定要重视起来，及时去医院就诊。

识别二维码观看作者讲解：《心跳太快或太慢，当心晕厥！》

小贴士

也有一部分患者没有症状，医学上叫作"无症状房颤"。

但我这么多年跟患者聊天发现，仔细去问的话，实际上还是有症状的。比如，我们正常人是感受不到心脏在跳动的，而无症状房颤患者在白天忙起来的时候可能没什么感觉，但是在他安静下来的时候（躺下来睡觉或者早上起来刚刚睁眼的时候），还是能感受到一点心跳的。

无症状房颤其实很危险，因为很多患者都觉得，我没什么事儿啊，那我先不管它行不行？

遗憾的是，房颤不是一种"友好"的疾病，就算您感觉不到房颤，房颤的危害依然存在。

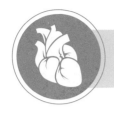

危害1: 25% 的中风是房颤导致的!

房颤的危害,往轻处说,犯病的时候很多患者会心慌;往重处说,房颤容易造成脑中风,也叫卒中,学名"脑栓塞"。

大家日常见到的卒中患者当中,出现说话不利落或者有一侧肢体活动障碍的,大约有1/4是因为房颤引起的。

房颤为什么会造成脑卒中呢?

识别二维码观看作者讲解:《卒中背后有隐情》

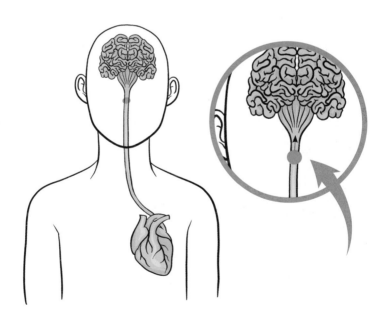

因为房颤的时候，心房里面容易长血栓。

为什么容易长血栓？大家知道，正常的心房收缩和舒张是非常规律的，一旦房颤，心脏就开始"打哆嗦"，这时血流就会变慢，心房里面有一个像小耳朵的地方，学名叫作"左心耳"，左心耳里面"沟壑"很多，很容易淤积血液形成血栓。

而这个血栓一旦脱落，它就会顺着血流的方向，有90%的概率进到大脑，还有10%的可能进到身体其他部位。

血栓一旦进入大脑，栓塞到一个小血管，可能还没有什么感觉；但如果栓塞到一个大血管或者一个比较重要的血管，就会出现非常严重的问题。我们平时见到的患者忽然就半身不遂、说不出话或者晕厥等，很多都是这种原因造成的。

如果没有对房颤进行及时有效的干预，那么有35%~40%的患者会发生脑中风，这是非常高的数字。脑中风不仅容易导致偏瘫、半身不遂，甚至会导致直接死亡，脑中风患者需要长期的家庭护理，社会成本也非常高昂。

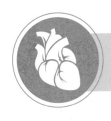

危害 2：心力衰竭！

　　房颤除了引起卒中，还有一个非常严重且常见的危害，就是心力衰竭，也就是我们常提到的心功能不全、心衰。房颤可增加 3 倍的心衰风险。

　　那房颤为什么会引发心衰呢？正常情况下，心房规律收缩，向心室泵血，心室再将血泵给全身。当心房"乱颤"时，这种心房的有效收缩功能丧失，心房向心室的泵血减少，因此心室泵向全身的血就减少了。此外，心房跳动得不规则时，会导致心室的跳动也变得乱了起来，时间一长就容易引起心肌重塑、心脏结构改变，进而引起心衰。尤其是当房颤急性发作，心室跳得非常快的时候，更容易快速诱发心衰！

　　那房颤合并心衰的患者会有什么症状呢？这样的患者可出现上述我们提到的胸闷气短、乏力的症状，活动耐力下降，譬如同龄人可以爬三层楼梯，但心功能不全的患者可能爬一层楼就必须要歇一会儿了，或者可能走一小段路就需要休息一下。还有些患者会出现水肿（尤其是下肢水肿）、憋气、食欲差、夜间不能平卧，甚至咳粉红色泡沫痰的症状。当出现这样的症状时，已经是病情严重的表现了，一定要立即就医！

除此之外，房颤还有很多危害，比如，患者会出现焦虑、认知功能下降等，可表现为经常忘事儿、记忆力下降，或者很容易情绪紧张，对自己的病情过分担心等。如果患者本身还有其他心脏疾病，如冠心病、心肌病等，这个时候再合并房颤，就会雪上加霜，使患者的病情加重，出现明显的喘憋、气促、下肢水肿等症状。

识别二维码观看作者讲解：《警惕心脏里的"蝌蚪"变老》

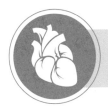

病因：心脏长"皱纹"了

年龄　房颤最容易发生于中老年人，这是由于随着年龄的增长，我们的心房也会老化，房颤的病灶就像是心脏长的"皱纹"。

识别二维码观看作者讲解：《引起房颤的原因有哪些？》

高血压　我们为什么老在说要控制血压？因为高血压会损害人体脏器功能，其中对心脏的伤害，可直接导致房颤的出现，是房颤的主要诱因之一。

血压升高会使心脏的"排血阻力"升高，心脏进入高负荷运转状态，时间一长会引起心脏形态的改变（心肌变厚，甚至心腔变大）。这些心脏形态的改变不是好事，它可以搞乱原本正常的电流系统，容易导致房颤等心律失常问题。高血压可使房颤的发病率增加 1.5 倍。

糖尿病　糖尿病也会累及全身器官，无论是 2 型糖尿病还是 1 型糖尿病都可以使患房颤的风险增加。

其他心脏疾病　本身存在心脏疾病的人，如冠心病、肺源性心脏病、先天性心脏病、心肌病以及风湿性心瓣膜病等，也容易导致房颤的发生。心衰患者中，约有 40% 的人有房颤。

甲亢　身体其他器官的一些疾病，比如，隐匿的甲状腺功能亢进，也会更容易引发房颤。甲亢引起的房颤并不少见，一般首次发现房颤也会筛查一下甲状腺功能是否正常。

肥胖　胖是"百病之源"，肥胖者和超重者的房颤风险是体重正常者的 1.5 倍左右。管住嘴 + 迈开腿是减肥的必经之路，也可以降低房颤的发生。

打呼噜 肥胖的人容易睡觉打呼噜，有的人睡眠中会出现呼吸暂停，医学上称为睡眠呼吸暂停综合征。长期如此的话，由于缺氧造成心肌供血不足，也容易引发房颤。

饮酒 经常喝酒也容易导致房颤。在国外，假期之后，门诊房颤的患者就会增多，所以房颤又被称为"假日心脏病"，就是因为假日畅饮酒类之后引发了房颤。

吸烟 吸烟会显著增加心房颤动的发病风险，吸烟者患房颤的风险是不吸烟者的 2 倍。戒烟可以使房颤发病风险回落。

焦虑 我和很多同行交流，发现房颤患者往往特别认真，喜欢打破砂锅问到底，也容易焦虑，我们把它叫作"房颤性格"。焦虑、抑郁等坏情绪不仅可以使健康人的房颤风险增加，还可以使已经患上房颤的人发作更加频繁，甚至与房颤导管消融手术的术后复发也有关系。

识别二维码观看作者讲解：《哪些人群应警惕房颤的发生？》

大家可以看到，房颤和很多心血管疾病拥有共同的致病因素，受不良生活习惯的影响很大。也确实存在少数的患者，年纪比较轻，也没有不良生活方式和致病因素，但是房颤了，这里面还存在一些未能明确的致病因素。

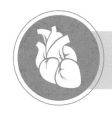

筛查：心电图是金标准

如何确诊房颤呢?

金标准是心电图，大家在心慌发作时可以尽快做心电图，如果心电图显示房颤，则可以诊断为心房颤动。也有不少患者是在体检查心电图时意外确诊房颤的。

识别二维码观看作者讲解：《如何自我早期发现房颤?》

但对于初发患者，我们也可以先自己摸一摸脉搏，数一数心率，再留意下心脏跳动得是不是整齐。正常的心跳次数为 60~100 次 / 分钟（活动后心跳增加、睡眠中心跳减慢是正常现象），如果您有不适症状，可以立即自行摸脉搏，如果发现脉搏数异常，或者节律不规整，可到医院就诊，进一步检查。

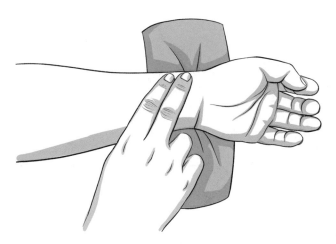

市面上现在也有很多可穿戴的心电图检查设备，如电子手环、手表等。它们的优点是非常方便，可以辅助用于房颤的早期筛查，但如果要确诊房颤，依然需要就医。在发病的时候或者在感觉不舒服的时候做心电图就可以确诊。

但是常见的情况是，发作时没能赶到医院，等赶到医院心跳已经恢复正常了，心电图也就抓不到房颤的蛛丝马迹，此时也可考虑做 24 小时动态心电图，英文叫 holter，听起来像"好特"，也就是患者们常说的，背个黑匣子 / 盒子，然后您就可以回家了，它会 24 小时不间断地记录您的心电图情况，为医生提供数据，第二天再把黑匣子 / 盒子送回医院，医护人员再导出它记录下的心电图。一般患者承担的检查费用在 200 元左右。

也经常有这样的情况，有的患者戴了 24 小时 holter 房颤都没发作，刚把它摘下来，就发作了。那我们可以做长程的动态心电监测，比如，戴 3 天、7 天、14 天。现在也有一些便携的动态心电监测设备，如名片大小，直接贴在胸口，完全不影响正常生活。

识别二维码观看作者讲解：《什么是动态心电图（hotler）？》

现在也有植入性的 holter，可进行长达 3 年的心脏监测。它是把大概四分之一小拇指大小的仪器，通过皮下切口植入体内。我们平时很少用到，因为毕竟是有创的检查，它更适合那些反复晕厥，且高度怀疑存在心律失常疾病但是做常规无创检查找不到病因的高危患者。

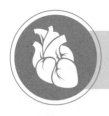

患者提问精选

1. 房颤突然发作怎么办？

　　问这个问题的应该是阵发性房颤患者，因为持续性房颤是一直在颤，不存在突然发作。经常会有患者问我：房颤突然发作，我是不是要吃点硝酸甘油、速效救心丸或者丹参滴丸？实际上这些药物对房颤都是没有作用的。比如，硝酸甘油可以扩张血管，也就是说，心脏的"水管"堵了，可以考虑吃它，但是房颤是心脏的"电路"出了问题，所以吃了也没有用。

　　一旦房颤发作，第一，要休息，坐下或者躺下，因为你要是再活动，心脏只会跳得更快。第二，如果你是第一次发作，一定要去医院，不要自行吃药；如果已经发作很多次了，你知道这个感觉就是房颤犯了，可以先吃控制心率的药物，让心跳慢下来。第三，如果吃了药，房颤还是没止住，这时候就建议去医院了。因为房颤发作时间越长，对心脏伤害越大，通常认为持续时间超过 48 小时，心房就已经非常容易长血栓了，血栓堵住重要血管很危险。千万不要在家自己忍着，寄希望于过几天房颤就好了。

2. 房颤患者可以喝茶或者咖啡吗？

很多心律失常的专科医生会有一个强烈的感受，就是有一部分房颤患者，在神经平衡上是有问题的，他们特别容易紧张，特别容易激动，也更容易受到咖啡、浓茶兴奋神经的影响。

如果您房颤发作很频繁，建议少喝或者不喝咖啡、浓茶。刚刚做过手术的患者，相当于打完了一场大的战役，心房的心肌还没有完全恢复，这时候也建议减少刺激，不喝或者少喝咖啡、浓茶。等到房颤消失了，心房的心肌稳定了，可以喝一些，但不建议大量喝。

那么，摄入多大剂量的咖啡是安全的呢？美国心脏病学杂志 JACC 的电生理子刊曾发表过相关研究，研究显示，通常咖啡摄入量达到 300 毫克/天（约 2 中杯星巴克美式咖啡）是安全的，甚至还可能防止心律失常。茶的咖啡因含量比咖啡要少很多，只要不是浓茶，没有量的限制。

但是，确实有一部分人群对咖啡因敏感，少量摄入也会产生心律失常症状，这类人就不建议继续摄入咖啡或含有咖啡因的饮料了。

识别二维码观看作者讲解：《心律失常患者可以喝咖啡吗？》

3. 房颤患者在饮食上有什么特别要注意的吗？

房颤和其他心血管疾病有很多共同的危险因素，所以饮食上的注意事项也是类似的，有两点想特别和大家说明一下，这里面的逻辑非常有意思，能让你感受到人体是如此精密，"牵一发而动全身"。

识别二维码观看作者讲解：《房颤患者在饮食上应该注意哪些问题？》

首先是低脂饮食。研究发现，胆固醇高的人更容易发生房颤，低密度脂蛋白胆固醇（也就是老百姓熟悉的"坏胆固醇"）升高会导致冠心病，心脏供血随之减少，心肌就"吃不饱"了，而心肌出了问题，就像是房子的墙体出了问题，里面的电线也会受影响，就容易出现房颤等各类心律失常。所以房颤患者要低脂饮食。

其次是低盐饮食。吃盐多了，血压容易高，血压高了，心脏负担变重，心房就容易变大，就像房子变形了，电路也容易出问题，就容易发生房颤等心律失常。所以低盐饮食是通过控血压来防止房颤发生的。

4. 房颤会遗传吗？

总体来说，房颤是不会遗传的，但确实有极少数房颤患者有家族聚集现象，考虑是基因问题。但是在治疗上，都是一样的，不需要特别考虑遗传因素。

识别二维码观看作者讲解：《房颤会遗传吗？》

5. 有房颤还能运动吗?

可以运动，但有趣的是，流行病学研究指出，对于 65 岁或以上老年人来说，运动强度与房颤发生率之间呈 "U" 形曲线关系，也就是说，不运动和运动太多，都会增加房颤发生风险。

那到底怎么做运动呢? 大量研究显示，长期规律的中等强度锻炼可以降低房颤发生的风险。

通常我们把运动强度分为低、中、高三种:

低强度的运动，例如散步、做简单的伸展活动，身体没有出现负荷的感觉，不像中高强度的运动会感到心率和呼吸增快。

做中等强度运动时仍能正常说话，如快走、慢跑等，运动时微微发热、出汗。

做高强度的运动时往往说话就比较吃力了，如快跑、打篮球、踢足球、打羽毛球等。

游泳是比较合适的运动方式，除此之外像日常的快走、慢跑、打太极拳、骑车等都是可供选择的运动。建议一周锻炼至少 5 天，每天 30 分钟左右。

6. 背 holter 能洗澡吗？

如果您做的是 24 小时动态心电图，建议您最好不要洗澡了，因为绝大多数患者朋友都不能准确连接 holter，洗澡后贴片位置安放不准确会对测量数据造成影响。

识别二维码观看作者讲解：《房颤患者做检查时有什么诀窍？》

如果您做的是时间较久的动态心电图，现在有防水的贴片，您可以把 holter 拆下后洗澡，然后再连接好导线即可。

💡 这里还有几点提示大家：

1. 背 holter 期间请按照以往的正常节奏生活。

在临床工作中，医生常常会遇到一些"哭笑不得"的事：为患者开具了 holter，患者复诊时对着大夫嘟囔：医生，背着这个"炸药包"，我都不敢动，在家躺了一天。

其实这是好心办了坏事。背 holter 就是为了发现在日常生活中出现的心律失常，或者发现运动时的心肌缺血，如果躺在床上或者减少体力活动，反而对诊断不利。

2. 背 holter 期间不能做核磁。

背 holter 时需要远离强力电源和磁场，如果医生为您开具了磁共振等检查项目，在预约的时候注意安排好时间，不要戴着 holter 设备进磁场。

3. 背 holter 期间如有不舒服症状及时记录下来。

背 holter 期间如有心悸、黑蒙、胸痛等不舒服症状，可记录发作时间。等待 holter 报告出来后，查看报告中出现不舒服症状的时间所对应的心电图情况，有助于诊断。

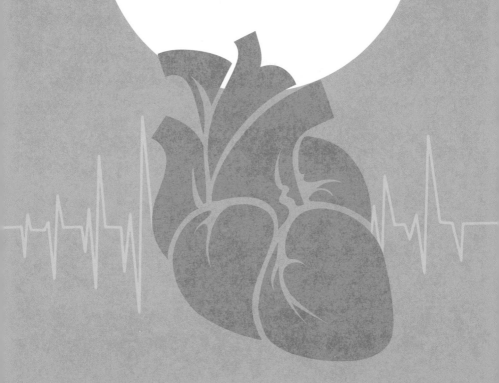

第二章

房颤的药物治疗

前面用比较简短的篇幅介绍了房颤这一疾病的背景，接下来就要介绍一下大家最关心的问题：房颤的治疗。

　　房颤目前的治疗方法，用学名说起来比较复杂，如节律控制、室率控制，但实际上就两种。

　　第一种就是让这个房颤不"颤"了。

　　第二种是您的房颤很复杂、很严重，以目前的技术无法治愈，但是可以让房颤的危害变小，比如，让脑梗、心衰的风险降低。

　　接下来我将按大家习惯的顺序，从药物治疗到手术治疗来详细聊一聊。请大家注意，如果按照当前全球专家共识的治疗指南，**房颤的治疗首选其实是手术，而不是吃药**。

　　很多患者会问：我能不能不手术先吃药？这里我想特别说明的是，很遗憾，当前治疗房颤的抗心律失常药物，可以用四个字来形容：乏善可陈。

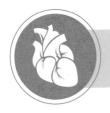

抗心律失常药物

很多患者得了房颤之后，第一反应是，能不能吃点什么药，把我这病治好。遗憾的是，现有的抗心律失常药物效果不佳，且不良反应较大。

大家都知道，高血压、冠心病等患者需要长期服药，甚至终生用药，但抗心律失常药不能长期吃。

我们吃药，一般首先考虑的是这种药有没有效果，比如，吃这种药能够让心绞痛缓解、让血压降下来，这是因为这类药物不良反应是小的、引起的并发症是少的。但是在吃抗心律失常药物的时候，我们第一位考虑的不是效果，而是安全性，因为抗心律失常药物的不良反应普遍比较强。

我把临床上常用的抗心律失常药物给大家稍微梳理一下。

中药、中成药

我是西医，对中医药不是非常了解，但很多患者找到我之前接受过中医治疗，如喝汤剂、扎针灸等。

坦率地讲，从实际效果看，普遍都不是很理想。

希望吃一粒胶囊、喝一包颗粒冲剂就把心律失常治好，不太现实。目前来看，中药起到的是辅助作用，就像医生经常建议的改善生活方式一样。

如果说大家想吃中药试试，我建议，一定要先把自己的生活方式给调整过来。

怎样调整生活方式呢？简单和大家介绍几点。

戒酒 举个例子，很多患者一喝酒就容易房颤，有这种情况，建议就不要喝酒了。如果您把酒一戒，房颤发作就大幅度减少，甚至不发作，岂不是比吃什么药都好。并且，最新的研究表明"一分酒，一分毒"，"适量饮酒有助于健康"这种说法是完全没有科学依据的。

减重 另一个跟心律关系特别密切的影响因素是肥胖。我们讲"一胖百病生"，肥胖和高血压、高血脂、高血糖都密切相关。现在也有大量研究证明，减肥能够使房颤、期前收缩等心动过速明显减少，所以减肥也非常重要。如果通过减肥就能控制好房颤，我们就不必吃药，更不必手术了。

治疗打呼噜 一个非常容易被忽视的因素是睡觉打呼噜。经常有打呼噜者的伴侣描述：怎么爱人睡着睡着突然不打呼了？仔细一看，还有几秒甚至几十秒不喘气、不呼吸，等过一会儿，呼噜声又起来了。这种情况医学上叫"睡眠呼吸暂停综合征"。打呼噜与房颤的发生密切相关，据统计，约有2/3的房颤患者同时患有睡眠呼吸暂停综合征，且其严重程度与心律失常的严重程度相关。如果您有这个问题，建议去呼吸科治疗一下，尤其中间呼吸暂停时间很长的人，一定要警惕。

西药

　　还有一些我们前面提到过的影响因素，这里就不一一复述了。如果改善了生活方式，房颤仍然频繁发作，而且还没到需要手术的地步，或者说不想手术，还想再等等，那么这个时候可以考虑吃西药。

　　胺碘酮 治疗心动过速的抗心律失常药物，国内能买到的就那么几种，我首先想介绍的是"胺碘酮"，商品名叫"可达龙"。

　　它背后还有点小故事。当年研发这个药，不是用来抗心律失常的，而是想用来治疗心肌缺血。后来发现，它抗缺血的效果很差，反倒是有一定的抗心律失常作用。现在一些冠心病的患者，如果合并心律失常，首选还是胺碘酮。它抗心肌缺血的作用虽然差，但聊胜于无。

　　药物研发中，这类故事其实蛮多的，比如大众熟知的西地那非，也就是"伟哥"，最初也是用来治疗心肌缺血的，

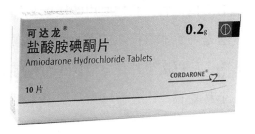

后来发现它对心肌缺血的效果很差，但治疗勃起功能障碍反而比较有效。

在临床用的这几种抗心律失常药物当中，胺碘酮属于效果非常好的。请注意，我说的"效果好"，是指跟别的抗心律失常药相比，而不是说它真的有很好的治疗效果。

举个例子，长期口服胺碘酮，对于阵发性房颤，大概有多大比例能够控制住不发作呢？

从我的经验来看，如果以患者的自我感觉为标准，这个比例也就30%左右，也就是30%的人说这个药有效。因为还存在没有症状的房颤，实际比例甚至更低。所以大家不要对它的有效性寄予特别大的期望。

另外，胺碘酮的不良反应是非常多的。

最常见的是对甲状腺的危害。胺碘酮含有一种碘分子，既可以造成甲状腺的功能亢进，也可以造成甲状腺的功能降低。服用胺碘酮治疗前，医生会建议先做个甲状腺功能检测；服用胺碘酮治疗期间，还要每3~6个月复查一次甲状腺功能。

其次是对肺的危害。长期服用胺碘酮非常容易造成肺的纤维化，这是一种非常严重的病，肺部纤维化后，呼吸功能会受影响。所以医生往往会建议在用药前查个胸片，之后每3~6个月复查一次，有咳嗽、气短等相关症状须及时就诊。

第三是对肝脏的危害。胺碘酮可以引起肝功能异常，因此也是每3~6个月复查肝功能。

还有一些消化道的不良反应，包括恶心、呕吐、厌食、腹泻和便秘。餐中服药（就是饭吃到一半，把药吃了，再继续吃饭）或降低剂量可减少胃肠道不良反应。

此外，还有一些比较少见的不良反应，如震颤，我们比较熟悉的帕金森导致的手抖，就属于震颤。我们有位老年女性患者，她本来就有一些震颤，但不是很厉害。吃了胺碘酮之后，震颤忽然加重，吃饭连碗都端不住了，把这个药停了，才能正常吃饭。

鉴于上述不良反应，我们在用胺碘酮的时候，是非常谨慎的。大家决定吃这个药的时候，也请一定要慎重。

有患者会说：可是其他药的效果没有它好啊。确实是这样的，但是其他药的不良反应也没它多啊。在吃抗心律失常药的时候，我们首先考虑的是安全性，我的建议是，即便它效果好，也别一上来就吃，把它当成二线药物，而不是一线药物。

如果一定要吃这个药，吃之前就要评估甲状腺、肺部、肝功能等的情况，服药后3~6个月一定要定期复查检测，有咳嗽、气短等症状时及时就诊。

普罗帕酮 我们在临床常见的另一种抗心律失常药物，叫作普罗帕酮，老百姓熟悉的名字是"心律平"。这种药物在临床上用了很多年了，用得非常普遍，价格也便宜。

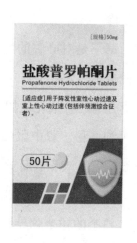

这个药物对于一些期前收缩以及部分阵发性房颤，我认为还是有效的。但是它的效果随着用药时间的延长会逐渐降低，也就是效果刚开始可能还不错，但越用越差。

普罗帕酮适合哪些人用呢？

如果除了心律失常，没有别的病了，也就是说不同时有冠心病，也不合并心肌病、心衰等，仅仅是一个阵发性房颤，那么当你不想手术的时候，可以考虑用此药控制心律。

它主要的不良反应是胃肠道反应，所以最好在饭后吃。

这个药进口的是 150 毫克 / 片，国产的一般是 50 毫克 / 片，一般国产的可能会一次吃三片，有些老年人体重轻，我们也可能会让患者一次吃两片，但是不管怎样，大家在吃药前一定要请教医生，千万不要自己乱吃。

为什么不能擅自吃呢？

因为这个药能让心脏传导变慢，如果恰好您本来就有一些心脏传导的问题，房颤发作过去以后，它可能会让心脏跳得非常慢。这里插一句题外话，心跳太慢也是一种心律失常，而且比房颤这种快速的心律失常还棘手，没有什么药物可用，一般需要针对病因治疗，或者安装起搏器，让起搏器来代替心脏完成一部分的跳动。

普罗帕酮也是不建议长期吃。如果不愿意手术或者由于其他原因需要长期吃的，建议大家在服用期间经常监测心率，如果心率超出正常范围（60~100 次 / 分钟），或者明显高于、低于日常心率，都要找医生调整用药。

美西律　刚刚提到的"心律平"，常用来治疗房性心律失常；"美西律"这类药，商品名有"慢心律""脉律定"等，这个药更多的是用来治疗一些室性的心律失常，如室性早搏。

如果您的心脏没有器质性的病变，如没有肥厚、梗阻、心腔变大、心衰等情况，那可以吃点美西律来控制室性心律失常。但是这样的患者实际上并不是特别多，我见过的多数患者或多或少会合并一些心脏病。

和普罗帕酮类似，美西律的常见不良反应有心跳减慢和消化道不良反应，如恶心呕吐、食欲减退等。因此建议餐后服用，来减少服药后的不适；服药时要勤摸脉，监测自己的心跳数，出现显著心动过缓时需就诊。

索他洛尔 这个药和胺碘酮类似，也有一点儿抗心肌缺血的作用，因为它能使乱跳的心跳得慢一点，这样耗氧量就减少一点，适用于合并心肌缺血的患者；另外心脏跳得慢，也能够降一点血压，所以合并高血压的时候，也适合吃这个药。

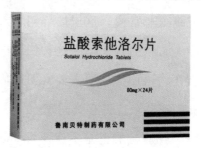

这个药物是可以长期服用的，但是我要提醒大家，它有一个比较严重的不良反应，就是会延长心电图上一个叫作"QT间期"的指标。这个指标延长之后，有可能会造成室性心律失常，如出现室速。大家知道，房颤是发生在心房的，室速是一种发生在心室的快速心律失常。所以一定要注意经常测心电图，监测自己的QT间期。

另外，一定要注意监测血钾，最好是跟钾剂（如氯化钾或者是门冬氨酸钾镁）联合使用。

因为低钾和室性心律失常有关，而咱们中国人的饮食，尤其是以前北方吃水果比较少的一些地区，饮食当中钾离子含量是很低的。正常血钾水平是3.5~5.5毫摩尔/升，但是我们很多中国人因为低钾饮食，血钾都只在3.5毫摩尔/升上下。这个时候假如说您不走运，逢上一次拉肚子，随着腹泻，血钾会迅速降低；而如果血钾很低了，您还吃着索他洛尔，就特别容易出现室性心律失常。

所以吃这个药，要注意监测心电图，监测血钾水平。

决奈达隆 很多老患者以为决奈达隆是新药，点名要吃，其实决奈达隆在国外已经应用很多年了，只是在中国刚刚上市。

大家注意到了吗，我们前面说的胺碘酮的商品名"可达龙"，和决奈达隆后两个字发音是一样的，因为这个药是在胺碘酮的基础上改良形成的，去掉了碘分子，所以对甲状腺的伤害不大。但是其他的一些不良反应还是存在的，其不良反应比胺碘酮要少，但效果也比胺碘酮差一些。

倍他乐克 倍他乐克是心内科一个特别经典的药物，作用很多。它是少见的可以长期服用的抗心律失常药，但又不是典型的抗心律失常药，因为它其实主要是起到降压作用，进而有助于降低耗氧量、减缓心率。所以如果您同时有心肌缺血，就很适合用这个药。

口服的倍他乐克一共有两种，一种是"酒石酸美托洛尔"，也就是医生们口中的"平片"；另一种是"琥珀酸美托洛尔"，医生们往往称其为"缓释片"。

平片内部有一个非常牢固的"骨架"，药物成分与骨架牢牢地结合在一起，所以是可以掰开服用的。平片受食

物的影响较大，应
该空腹服用。

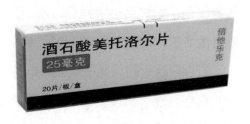

缓释片里有
1600～1800粒装着
药物成分的"小丸"，
服用之后"小丸"会很快分散在胃肠道内，在一天之内药物浓度是恒定的。最好在早晨用半杯温开水送服，餐前、餐后不受影响。这类药物也可以掰开服用。但注意不要嚼碎服用或者压碎服用，会损伤药物成分。

如果您平时心率就慢，用这个药一定要慎重。

给大家讲一个我印象特别深刻的故事。故事发生在2003年，那时我还在北京安贞医院当主治医生，有一天晚上值夜班，一位84岁的老太太发生了房颤，心慌难受，心跳很快。因为她同时还有高血压，所以我就给她吃了12.5毫克的倍他乐克，也就是半片（平片剂型）。

老人家吃了药以后，确实房颤的快速心跳有所好转，但是后来房颤一停，心跳从原来的每分钟五六十次，一下子降到四十几次，她特别难受，胸闷得厉害。就这个心率，放临时起搏器感觉不太必要，但是老人家又很难受。我那时候还年轻，就觉得很紧张，整晚看护不敢合眼。

这已经是20年前的事情了，但是给我留下的印象特别深,这么小小的半片倍他乐克,一下子就把心跳降得这么低。所以如果您平时心跳就慢,吃这个药一定要非常慎重。

另外要注意,吃倍他乐克,不可以自行骤然停药,这会导致心率反弹过快,可能诱发心肌梗死或心绞痛等危急情况出现。

异搏定 除了倍他乐克,非典型的抗心律失常药物还有另外两种,在临床用得也多一些,一种是地尔硫卓,另一种是异搏定。这两种药也是兼具降压效果,尤其是异搏定,学名叫"维拉帕米"。

这里我想说明一下,倍他乐克和异搏定、地尔硫卓只是让您在房颤发作的时候心脏跳得没那么快、感觉舒服点,但是并不能够预防房颤发作。

如果想预防房颤发作,就需要吃前面那5种比较经典的抗心律失常药:胺碘酮、索他洛尔、决奈达隆、普罗帕酮、美西律,虽然预防效果不好,但确实有一定的作用。

地高辛 还有一类不典型的抗心律失常药,如地高辛,心衰患者可能很熟悉它,它被称为"强心药"。当快速房颤合并心衰的时候,这个药也有一定的降心率作用。应用这个药期间,一定要定期监测地高辛浓度,警惕"地高辛中毒",尤其是肾功能不好的患者。

小贴士

识别二维码观看作者讲解:《治疗心律失常的药物选择及注意事项》

　　简单总结一下，考虑到药物不良反应，抗心律失常药是很难长期服用的，效果也有限，建议大家慎重用药，可以先尝试消除病因，比如，调整生活方式，有心衰的做好抗心衰治疗，有心肌缺血的先进行心肌缺血治疗，效果可能会比直接吃抗心律失常药物更好。

　　如果必须服用抗心律失常药物了，刚才谈的这几种药各有千秋，具体用药一定要咨询医生，切勿自行用药或调整剂量！因为除了药物本身的效果、不良反应外，还要考虑抗心律失常药物跟其他药物之间的相互作用，很多时候吃一些抗心律失常药，会使别的药物的血药浓度增加或减少，比如，胺碘酮、决奈达隆与新型抗凝药同用时是要减量的，这部分非常复杂，这里就不和大家详细阐述了，还是那句话，**一定要跟您的医生沟通后再用药。**

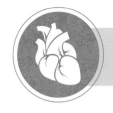

抗凝药

大家知道房颤容易长血栓，就是因为它让心房在"打哆嗦"，血流慢，所以就容易形成血栓；但是如果我们通过一种药把血液变稀，这样即便血流很慢了，也不容易凝结成块，就可以减少中风风险。

识别二维码观看作者讲解：《为什么房颤患者要进行抗凝治疗？》

这种药就是抗凝药。和前面我们讲到的抗心律失常药物不同，这些预防血栓的抗凝药，往往是需要长期服用的，代表药物有华法林、利伐沙班、达比加群。

医生会评估患者的身体情况，看他是不是中风高危人群，是否需要吃抗凝药预防血栓。如果医生建议吃，一定要好好听话；如果说医生没给您开，您最好也要问一句：我听说有个抗凝药，我能不能吃啊？在我看来，这是特别需要重视的一件事。

另外提示大家，同为抗血栓药物，大家熟知的阿司匹林是抗动脉血栓，而房颤的抗凝是抗静脉血栓，两者机理不同，千万不要吃错。

传统抗凝药：华法林

华法林，也有音译为华法令，是传统的抗凝药，我们用了许多年，相信很多患者朋友都知道。

但是这种药是有缺点的，就是每个人的用量差别很大，比方说老张可能吃一片就够了，隔壁的老王可能就得吃三片，再隔壁的李奶奶可能吃半片就够了。

而且一开始的时候，你并不知道该吃一片、三片还是半片，得定期去医院抽血检查，慢慢调整。

抽血查什么呢？查一个叫INR的凝血指标。这个指标高了，说明药吃多了，血栓是防了，但是牙龈出血、消化道出血、颅内出血等风险就高了；指标低了，说明药吃少了，不能足量起效。

刚开始服药的患者，抽血查INR（国际标准化比值）会比较频繁，几天或者一周一次，药物效果稳定后，可以一个月查一次。最好在每天的同一时间服药，饭前饭后均可。

识别二维码观看作者讲解：《阿司匹林能代替华法林吗？》

这个药还有一个缺点，就是非常"娇气"。比方说，我以前吃很多肉，但是最近想减肥，改吃素了，饮食结构变了，那华法林的剂量可能就得变，因为绿叶菜吃多了，会影响华法林的抗凝作用；再比方说，我这两天感冒了，吃了点抗感冒药——解热镇痛药，华法林的抗凝效果又变化了。

还有一点，有研究显示，对于我们东方人种，华法林造成脑出血的概率会更高。这里解释一下，所有的抗凝药，都是一把"双刃剑"。一方面它们能够阻止血栓形成，让中风的概率减少，但另一方面也会使出血风险增加，如脑出血，这可是很致命的后果。

所以，如果大家生病服了其他药，或者是饮食结构发生较大变化，一定要告知医生，调整华法林的剂量。

新型抗凝药：利伐沙班、达比加群

说了传统的抗凝药华法林，我们再讲这个领域一些新型的口服抗凝药，如利伐沙班、达比加群。

利伐沙班，商品名拜瑞妥，剂量有 10 毫克、15 毫克、20 毫克，根据患者实际情况每日服用 1~2 次。建议整片药物与食物同服，以实现药物最佳吸收效果。

达比加群通常每天服用 2 次，每次 1 粒（110 毫克或 150 毫克）。如果是有胃溃疡或有胃出血的患者，建议不要吃达比加群，因为达比加群里面酸的成分比较多，对胃会有刺激。达比加群要跟餐同时吃，早餐也好，晚餐也好，就把药瓶摆在餐桌上，吃了几口饭以后再用水把这药吃下去，这样能减少对胃的一些刺激。

上述新型口服抗凝药可以很好地预防房颤的中风并发

症，同时还没有华法林需要经常复查调整剂量的缺点，就像降压药、降糖药那样，在固定的时间、吃固定的剂量就可以了，我们临床上在这两年也应用得越来越多，明显感觉到非常方便。

当然，新药方便，也不意味着老药就要被淘汰。新型口服抗凝药虽不用频繁抽血，但价格昂贵，此外，若患者同时有肝肾功能不全的情况，原则上不建议使用新型口服抗凝药，唯一可以选择的药物就是华法林，所以也不能因为华法林是"老药"就小看它。

最后再提示一句，抗凝药的作用是预防房颤相关的中风，它本身不具有治疗房颤的作用。

提示：吃抗凝药，如何预防出血？

抗凝药是一把双刃剑，它帮助我们预防了血栓，却也增加了出血的风险。在预防出血方面，我也想给大家提个醒。

出血主要包括两大类。

第一种：不是很严重的出血。比如，牙龈出血了，通常不是很要紧，往往和口腔的牙龈不够健康有更大的关系，当然，如果一刷牙就出很多血也不是好现象；再比如，皮下出血，以前碰撞一下没事，现在吃上华法林后磕碰一下，皮下就有点淤血了，一般过几天就能够自行消失，问题也不大。

第二种：重要脏器的出血。 其中最常见的是消化道出血、泌尿系统出血和脑出血。

先说消化道出血，如果发现自己大便变黑了，那就要小心了。虽然血液是红色，但它如果在肠道当中走一圈，出来就成了黑色的。有过胃溃疡、十二指肠溃疡或者消化道出血病史的朋友，尤其要注意观察大便颜色。

再说泌尿系统出血，这时要看小便，尤其是本来就有结石等泌尿系统疾病的朋友，要当心小便变成"洗肉水"一样的颜色。"洗肉水"是什么颜色呢？买一块猪肉洗一洗，这个水的颜色你说它是红颜色，也不是特别鲜红，但是也绝对不是太淡的。

如果观察到自己的小便变成"洗肉水"一样的颜色或者大便变成黑色，就一定要高度警惕，可能是吃的抗凝药已经造成出血了，这个时候一定要去医院请医生来处理。

最后说脑出血，脑出血一般会有比较严重的后果，这里我要提醒大家，有两点需要注意，第一点是控制好血压，第二点是警惕摔倒的情况。

口服抗凝药过程中，如果血压控制不好，脑出血的风险会显著增加。如果平时血压未能很好地控制住，如收缩压（也就是部分患者口中的"高压"）≥ 180mmHg，舒张压（也就是部分患者口中的"低压"）≥ 90mmHg，需将血压控制平稳后再服用抗凝药。

当然，不小心摔倒很常见，但是这么多年来我见过很多患者，很蹊跷地，莫名其妙地就摔倒了，这时如果你在吃抗凝药，那就一定要警惕是不是脑出血导致的摔倒。更糟糕的是，摔倒的时候又摔到了头部。我见过很严重的脑部硬膜下出血，这会出现很严重的后果，因为不吃抗凝药碰到头的话，如果只是某根小血管摔破了，过一会儿就自凝了，但是在吃了抗凝药的情况下，出血凝固不了，血液就会越积越多，从而导致脑出血，往往就比较严重了。

识别二维码观看
作者讲解：《"药"
防血栓有讲究》

小贴士

　　总结一下，如果吃着抗凝药，一定要记得观察自己大、小便的颜色，还有一定要控制好血压、预防摔倒。

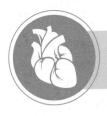

患者提问精选

1. 为何一种药有好几个名字？

药品的化学名，是代表这个药品化学结构或成分的名称；商品名，是生产厂家为上市药品起的名称。同一种成分和化学结构的药物，可以由多个厂家生产，所以也就会有多种不同的商品名称，但其化学成分是一致的。也有药品直接用化学名称命名。

2. 80 岁房颤患者，口服达比加群，夜间牙龈出血明显，该怎么处理？

这在临床上非常常见，一方面是药物导致的自行出血，另一方面是在刷牙的时候有出血。

识别二维码观看作者讲解：《80岁房颤患者，口服达比加群，夜间牙龈出血明显，该怎么处理？》

必须得承认，我们中国老百姓的口腔卫生情况整体是比较差的，有牙石的人很多，牙龈萎缩，很多人都是一刷牙就出血，吃了抗凝药之后，出血就会更多。

碰到这个情况该怎么处理呢？

第一，如果是口腔卫生情况导致的出血，那就应当处理一下自己的口腔卫生问题，比方说有牙石，要定期洗牙，出血就会明显减少。

第二，如果口腔卫生情况非常好，牙龈也没有什么问题，但是仍然有一些出血，这个时候就需要考虑抗凝药减量的问题了。

第三，如果抗凝药减量了还是出血，而且是夜间出血明显，那么我想知道，您的房颤是阵发性的还是持续性的？如果是阵发性的，发作得频繁吗？达比加群正常应该是吃两次，早晨一次，晚上一次。假如说您发作很少，而且每次发作时间很短，那么这种情况下，我个人认为您也可以考虑晚上那次就不要吃了，从而减少您出血的风险。

3. 我消融手术后快一年了，手术很成功，但有原发性高血压，不能停用抗凝药，有出血点怎么办？

我个人觉得，可以把抗凝药减一减量，看出血点是不是会少一点。我们很多朋友对不能停药这个事特别顾虑，实际上我觉得，对于老年朋友，有时候很少量的抗凝药实际上是有一定的好处的。

为什么呢？我们已经知道心房容易长血栓，从而造成脑梗，但是你下肢活动少了，也很容易出现血栓。所以，如果你真的有前面提到的这些危险因素，特别是你吃抗凝药还没有什么不良反应的时候，我觉得不妨吃的时间长一点。

但是涉及吃多长时间、停不停药、剂量是多少等比较重要的医疗变更，最好还是到线下门诊找一个靠谱的医生，如果是线上问诊也建议通过视频，因为这样面对面对话医生可以问得比较详细，也能看到你本人的一个情况，回答也会更准确。

4. 我消融手术后心律一直正常，什么时候可以停服抗凝药？

这是一个比较复杂也比较有趣的问题。

消融手术以后心律一直正常，没有房颤了，那么是不是可以停用抗凝药呢？

识别二维码观看作者讲解《消融手术后心律一直正常，什么时候可以停服抗凝药？》

我个人给您的建议是这样：您看看自己有没有高血压？有没有糖尿病？有没有心衰？您是在65岁以上还是年轻的患者？您以前有没有过脑梗的病史？或者说您有没有过忽然间的半身不遂或者说话不利落，但是很快就恢复了的情况？在医学上我们把这些情况叫作短暂的脑缺血。

这些情况当中，您但凡有一个，这个抗凝药最好就不要停，因为当合并有这些情况的时候，房颤复发和中风的风险是比较高的，这时可以小剂量地服用抗凝药，具体多大剂量，您需要找您的医生来咨询。

医学上有一个专门的房颤中风风险评分表，我放在这里给大家看一下主要的风险因素：

CHA_2DS_2-VASc 评分表

C	充血性心力衰竭（或左室收缩功能下降）	1
H	高血压病	1
A_2	年龄 ≥ 75 岁	2
D	糖尿病	1
S_2	卒中 / 短暂脑缺血发作或血栓栓塞病史	2
V	血管疾病（外周动脉疾病、心梗病史、主动脉斑块）	1
A	年龄 65 ～ 74 岁	1
Sc	女性	1

总分为 0 分的房颤患者（含女性患者总分为 1 分）：可以不用长期口服抗凝药。

总分为 1 分的房颤患者（含女性患者总分为 2 分）：可以长期口服抗凝药。

总分 ≥ 2 分的房颤患者（女性患者总分 ≥ 3）：需要长期口服抗凝药。

注：括号中特意标出的女性患者得分，是 2019 年新版指南建议的体现：存在 ≥ 2 项的非性别相关卒中危险因素时，女性才明显增加卒中风险。

如果您上面这些危险因素都没有，也确定您的房颤已经治好了，我个人认为可以停用抗凝药。

5. 我持续房颤 20 多年了，没有吃抗凝药，为什么没发作卒中？

首先我得恭喜您，您是比较幸运的。不吃抗凝药的情况下，40% 的房颤患者会中风。那大家是属于那幸运的 60%，还是不走运的 40% 呢？医生也不知道。

识别二维码观看作者讲解：《我持续房颤 20 多年了，没有吃抗凝药，为什么没发作脑卒中？》

而且房颤的中风风险是一个动态的过程，随着年龄的增长，中风的风险就会越高。您可以看一下上面附的评分表，分数越高，中风的风险就越高，年龄就是其中一个影响因素，65 岁以下是不计分数的，65 岁以上我们就会给打 1 分，75 岁以上我们就会给打 2 分。您前面 20 多年很幸运，但后面的人生还有很多年，我建议，不要赌概率，还是把抗凝药吃上。

6. 如果心律正常，利伐沙班可不可以从 20 毫克减为 10 毫克？

这是一个非常专业的问题。利伐沙班有三个剂量，有 20 毫克的，有 10 毫克的，还有一个中间的 15 毫克。具体选用哪一种剂量，取决于患者的体重，一位 40 千克的老年女性，和一位 90 千克的壮汉，用量是完全不一样的。还有很重要的一点，肾功能对利伐沙班用量的影响比较大，用药前我们要算一下肌酐清除率。我曾遇到吃 2.5 毫克的患者，也就是最小剂量 10 毫克的 1/4 片，这就和他的肌酐清除率和体重有关系。另外一点，当服用利伐沙班的同时还需要服用抗血小板药时，如阿司匹林、氯吡格雷，是可以根据情况适当降低剂量的。所以您还是要请医生来根据您的具体情况回答这个问题，我只能给到大概的一个意见。

7. 既有房颤又有冠心病，吃阿司匹林还是华法林？

这个事情比较复杂，取决于您的病情，建议您找医生评估抗血栓的获益和出血的风险。如您的冠心病非常稳定，那么也许吃抗凝药就可以，

识别二维码观看作者讲解：《当房颤遇上冠心病，该怎么办？》

不需要吃阿司匹林了；如果您的病情比较重，可能两种药都需要吃，甚至还要加用氯吡格雷等药物。

8. 拔牙、做手术，要停抗凝药吗？

我们经常碰到这种情况，患者去拔牙或者做白内障手术，也被要求提前一周停用抗凝药。这类手术出血风险通常没有那么高，停药的危害比获益更大，所以一般不建议停药，尤其是您本身风险因素比较多的时候。具体需要结合您的身体情况以及做什么手术，由心内科医生正确、全面评估风险和获益之后再做决定，不建议简单地一刀切。也会碰到手术医生坚持要求停药的情况，此时建议您携带详细的病史资料，多咨询几位心内科医生，综合决定。

9. 做射频消融手术，要停抗凝药吗？

像华法林这样的药物，不需要停药，患者可以一直吃；新型口服抗凝药，一般住院的时候停掉就可以了，停一天，再去手术。为什么不早点停呢，因为左心耳里有时候会有一些很小的血栓，术前的食道超声检查是看不见的，术中操作时血栓掉到血管里也很危险。所以我们在术前反而会强调，让患者吃一个月的抗凝药，即便有小血栓，也大概率被化掉了。

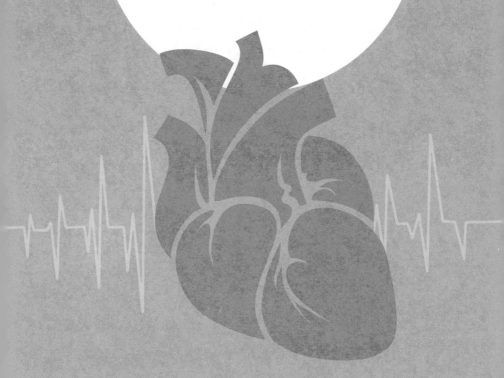

第三章

房颤的手术治疗

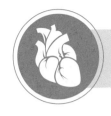

房颤的 N 种"消融"法

房颤患者最希望的，当然是把房颤治好。但看到这里大家可能已经发现，想把房颤治好，靠吃药是挺难的，所以往往要做手术，比方说消融手术。其中除了传统的射频消融手术，还有一些新技术，如冷冻消融、脉冲场消融等。

很多患者朋友会问：我看到有个新技术 ×× 手术，我能不能做？这里我们就来介绍和分析一下常见的和最新的房颤治疗手术。

射频消融手术：把病灶"烫死"

传统的消融手术，全称是"经导管射频消融"。什么叫"经导管射频消融"呢？

一支圆珠笔芯粗细大约为 2.6 毫米，我们的导管差不多也就那么粗，这根导管的头部可以像打针输液一样，进入大腿根部的静脉血管，再顺

识别二维码观看作者讲解：《什么是导管消融手术？》

着血管进入心房，找到造成房颤的病灶。导管的头端像个电烙铁，会释放射频电流，把房颤的病灶"烫死"后，再将导管原路撤出。

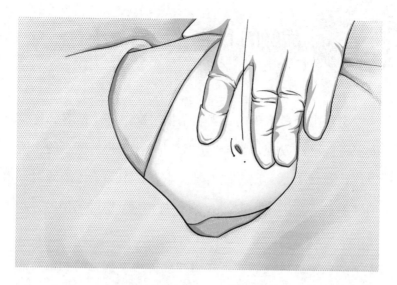

它最大的特性就是创伤小，不影响美观，也不需要开胸，只要穿刺静脉或动脉血管，创口只有2毫米，可以不缝针，也可以为了加速伤口愈合缝上一两针。因为创伤小，术后恢复也很快，基本上手术第二天患者就可以下床活动，再过两三天就可以出院了。

手术具体是怎么做的呢？

前面我们说到，心脏就像一个楼上楼下、两房两室的一套复式房子：上面有两个房间，分别叫作右心房、左心房；下面也有两个房间，分别叫作右心室、左心室。心脏之所以跳动，是受一个"司令部"指挥，这个"司令部"叫作窦房结，长在右心房。房颤，就是窦房结这个"司令部"被一些"调皮捣蛋鬼"给劫持了，不能工作了。

那么这些"调皮捣蛋鬼"长在哪儿？这里就必须引出另一个重要结构——肺静脉。

识别二维码观看作者讲解：《房颤的病根儿在哪里？》

哪里是肺静脉呢？可以理解成左心房的墙上开有四个洞，就是肺静脉和心房交界的地方，"调皮捣蛋鬼"大约有 90% 位于这里。

当这些"调皮捣蛋鬼"开始捣蛋的时候，心脏就会跳得非常快而且乱，出现"心房颤动"。

那么导管消融术是怎么"对付"这些"调皮捣蛋鬼"的呢？

大腿上有一根血管，叫股静脉。因为导管很细，所以不需要开刀，通过穿刺就可以把它送进股静脉。通过股静脉上行，如下图所示，导管会先进入右心房，然后穿过房间隔，也就是心房之间的间隔，进到左心房。

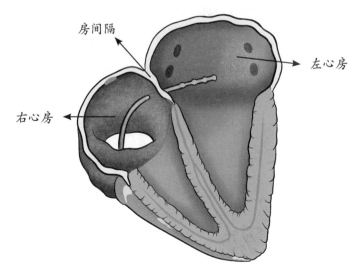

房间隔

左心房

右心房

导管的目标，就是左心房与肺静脉交界处的这些病灶，也就是我们前面提到的"调皮捣蛋鬼"。

早年医生们是直接用导管探入肺静脉，把"调皮捣蛋鬼"们一一消灭掉，但这样容易造成肺静脉狭窄。

现在主要是用导管在肺静脉口上"画个圈"，形象点儿说，就是在"调皮捣蛋鬼"家门口建个"防火墙"，让它们只能在"防火墙"里面折腾，外面就恢复由窦房结指挥。

那么"防火墙"是怎么建好的呢？

导管远端会释放射频电流加热，温度超过40℃，在肺静脉口周围"画个圈"，让心房肌坏死掉，"调皮捣蛋鬼"们传导来的电信号就传递不出来了。当然，这种"坏死"是很局限的，对心脏功能没有影响。

所以，房颤的导管消融手术还有另外一个名字，叫"肺静脉隔离术"。现在还有冷冻或者脉冲的消融，最终的目的都一样，就是隔离"调皮捣蛋鬼"们传导来的电信号。这样，"调皮捣蛋鬼"们就只能在防火墙内捣蛋了，心脏终于恢复了正常跳动。

也可以简单理解为，从大腿上扎两针，让导管直通心脏，用来传输电流治疗心房颤动。

射频消融术的不良反应微乎其微，因为射频电流直径范围和深度只有3～4毫米，所以不会

识别二维码观看作者讲解：《房颤导管消融术到底什么样儿？》

影响到心脏的正常功能。导管射频消融术一般是从两侧股静脉进行穿刺，更方便术后护理，不会出现感染，更不会形成血栓，并且术后患者不用忍受长时间卧床不能活动的痛苦，大、小便也能完全自理。射频消融术中只要经过心内电生理检查就可以得到有效的手术效果反馈。

这个技术到现在，临床上已经用了有 20 多年了。

其实最早的时候治疗心脏房颤的是外科医生，需要开胸，用手术刀切开，再缝上。这种手术被称为"迷宫手术"。第一例治疗心脏房颤的"迷宫手术"是在 1987 年，由美国华盛顿的一位医生做的。"迷宫手术"的做法非常像咱们中国古代的"大禹治水"，它通过医生的设计，用手术刀在心肌上划上一道一道"线"，让异常的波动按照"线"去传导，达到减少，甚至消除房颤的目的。

但是"迷宫手术"创伤很大，后续的并发症非常多，又加上是需要开刀的手术，手术难度较大，风险也非常高，所以在当时并没有得到推广。但是这种手术在当时引起了内科医生的注意，全世界的内科医生都在思考，既然能用刀切开，那能否用导管做成微创手术呢？这在当时确实不是一件容易的事。

直到 1998 年，Michel Haissaguerre（米歇尔·海赛盖尔）教授——房颤导管射频消融之父，也就是我的导师，他在世界上首次提出房颤来源于肺静脉的理论，并创立了房颤消融术，从此全世界的房颤治疗进入了一个崭新的时代。

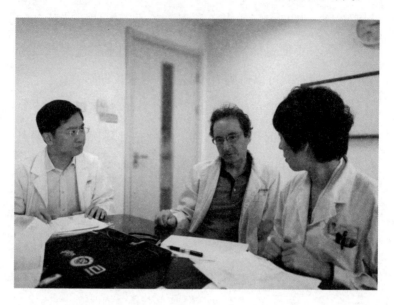

我（左一）和谭琛主任（右一）与 Michel Haissaguerre 教授（左二）进行病例讨论

患者做一次射频消融手术，70% 的阵发性房颤可以得到根治，第二次手术的患者根治率基本可以达到 90%。大部分阵发性房颤患者一次手术就可以得到有效治疗。

这个手术一开始可没有这么先进。20 世纪 90 年代，Haissaguerre 教授在做射频消融手术的时候，因为很多手术患者是阵发性房颤，而做这个手术必须在房颤发作时才能找到消融的点，如果手术中患者的房颤没有发作，那医生就没办法精准地打点消融。

我记得他曾给我讲过一个故事：有位患者在手术台上躺了两三个小时，还是没有发作，这时候教授就问患者，你平时在什么情况下房颤更容易发作？结果患者说他每次喝红酒就犯病，提议让医生给他喝点红酒。就这样，房颤患者在手术台上喝了一小杯红酒后，很快房颤就发作了，手术也就顺利进行了。

现在好多了，随着医疗手段的不断提升，科学技术的不断发展，像当年手术台上喝红酒的情况再也不会发生了。我们现在不管房颤是否发作，都可以通过导管很精准地打点消融，不仅节省了手术时间，而且患者的创伤也越来越小了。直接给肺静脉画个圈，把病灶"关"起来，不需要等了。而肺静脉以外的病灶，我们还有其他手段去诱发并消融。

冷冻消融：把病灶"冻死"

一个比射频消融更新的技术是不用射频能量来烫病灶了，而是用冷冻球囊，相当于一个冰球，把病灶"冻死"，这叫"冷冻消融"。

和传统的射频消融相比，哪种效果更好呢？

实际上效果是差不多的。但是它们之间确实有一些差别。

"烫"的这个技术，最大的一个好处是从诞生到现在已经有 20 多年了，医生们比较熟悉，经验比较丰富，而比较新的技术，相对来讲经验就少。

那么冷冻消融的先进之处在哪里呢？

传统的射频消融，"烫"的时候会有一种痛的感觉，尽管并不是很严重；但是用"冻"的时候，患者就感觉不到特别痛，患者的体验会更好一些。

这是冷冻消融的优点，但是它也有缺点。

从治疗上讲：用传统"烫"的办法，相当于一根导管头上有一个"烙"点，我控制着导管，想"烫"哪儿就"烫"哪儿，想消灭哪里的病灶就消灭哪里的病灶。但是这个"冻"的手段，只能消灭和房颤强相关的一个结构，叫作肺静脉，绝大多数阵发性房颤的病灶就藏在那里面。

从成功率上讲：如果是阵发性的房颤，用"烫"的射频消融和用"冻"的冰球囊消融，目前的医学研究结果显示，二者的成功率是接近的；但是如果您是一个持续性房颤，那么我就要告诉您，在现阶段，做射频消融可能会对您更加合适。

为什么呢？

因为冰球囊只能消灭特定部位即肺静脉的病灶，这个特定部位是被发现和房颤最相关的；但是持续性房颤除了肺静脉，别的地方也有些病灶，而对于那些肺静脉之外的病灶来讲，用冰球囊消融是很难的，但是用导管射频消融就比较容易。

所以是否选择冷冻消融，取决于您的房颤类型。

马歇尔无水酒精消融：把病灶"醉死"

前面提到的两种导管消融方式，对阵发性的房颤效果非常好，但是对持续性房颤的成功率就低一些。所以医学界也在研究，怎样增加持续性房颤患者的手术成功率呢？

后来有人发现，持续性房颤患者的另一大病灶聚集地——Marshall 静脉（韧带）及其附属结构，我们简称"马歇尔"吧。

马歇尔这个结构位于心外膜，而且周围包裹着脂肪垫，传统的消融是从心脏内部消融，无法消融到马歇尔。如果选择开胸，或者穿刺心包腔来进行心外膜消融，创伤太大，并发症风险也高。

后来医生们想了个办法，采用冠脉和电生理融合的手法，做经导管途径进行 Marshall 静脉的无水酒精化学消融，具体怎么做呢，就是通过冠脉造影找到心脏冠状静脉窦内的马歇尔，再注入浓度为 95% 的无水酒精，造成局部心房组织无菌性坏死。

这其实是一种化学消融的手段，再配合导管消融，已经有研究显示，能够提升持续性房颤手术的成功率。

这是房颤消融领域一个重大的技术创新，它的优点是可以避免导管消融不彻底，进而降低房颤复发风险，同时避免消融过度引发心脏穿孔等手术并发症。

它的缺点是，有一定的技术难度，马歇尔静脉是一段非常狭小的血管，需要精准地将球囊送进去，再在这段静脉的不同部位注射酒精，非常考验操作者的技术和经验，所以目前国内开展这项技术的医院还不多，不像射频消融手术那么普及，医生们对它的经验也没那么丰富。另外，如果患者酒精过敏，或者正在服用头孢类抗生素等药物，也不能使用这一技术。

脉冲电场消融：把病灶"电死"

更新的一项技术，是消融手术的能量换成了"电脉冲"。

2019 年受邀参与的一次全球性会议令我印象极为深刻，30 多位来自世界各地的电生理专家纷纷写下心目中排名前三位的创新技术，来自发达国家的专家们不约而同地将脉冲电场消融（PFA）排在第一位。

近两年来也有很多患者来门诊问：刘大夫，我前两天看到您发朋友圈，说一种房颤新技术叫作脉冲电场消融？我能不能用？

所以，我特别想和大家聊一聊这项房颤治疗的新技术。

它是用短时程、高电压的"电脉冲"释放消融能量，"电死"病灶。与射频等其他消融技术相比，这项技术的优点非常突出——安全性强。

实际上，不管是做射频消融，还是做冷冻消融，不管是烫的还是冻的，它们都有一个很致命的并发症，叫作"心房食管瘘"。但是，脉冲电场消融可以有效地避免这种并发症的发生。

识别二维码观看作者讲解：《房颤治疗技术新进展》

我们的心房和食管是挨着的，所以在心房里面，不管是用射频消融去烧、烫，还是用冷冻球囊去冻，都有可能损伤到食管。

损伤得厉害的话，在心房和食管之间就容易出现一个"瘘道"，大家可以理解成把二者之间贯穿了。这在医学上是一种非常严重的并发症。

危险在哪儿呢？

大家知道，我们全身的血液循环，包括心脏，是一个无菌系统，没有任何细菌在里头，但是食管是有细菌的。比如，我们摘了一个苹果，简单洗了洗，用水冲一冲，可能表面还有很多细菌，毕竟我们不可能拿消毒液去洗食物。

你吃下去这个苹果，苹果经过食管的时候，就可能通过"瘘道"进到心脏里；而细菌一旦进到心脏，容易引发败血症，如果不及时处理的话，用九死一生来形容都太轻了，绝大多数患者可能会因为这个病去世。

既然这么危险，有没有办法避免呢？

必须要向大家坦率承认，传统的消融技术没有办法。

因为每位患者心脏情况不同，老张的心房是 3 毫米厚，老李的可能就是 5 毫米厚，具体消融的功率和时长，很大程度上是靠医生的经验，像我通常就会非常小心，消融的功率和持续的时间都偏低一点，这样也会担心消不透，所以术后也会反复检查。

好在这种并发症的发生率是很低的，大约是 1000 个患者中有 1 个发生，有经验的治疗中心可能还不到千分之一，单就我自己来说，已经很多年没有发生过了。但是因为它的后果太过严重，所以医学上想了很多办法尝试消灭这种非常严重的并发症，其中一种就是刚才说的脉冲电场消融。

这种消融有一个最大的优势，就是它不会造成心房食管瘘这一致命并发症，因为这种消融使用的能量只对心房肌有作用，不会对食管造成损伤。

但是这种技术目前也存在着一些局限性。它是个特别新的技术，在咱们国家也是刚刚开始使用，大家的经验还不是很多，那么这里面有没有一些潜在的、医生们还不是那么清楚的严重并发症呢？还是需要再继续观察。

但是目前看，脉冲电场消融的前景是非常好的，因为这个优点太突出了，能够精准消灭心房病灶，对周围的食管、神经没有太多影响。

外科消融：把病灶"困死"

前面提到的都是内科手段的消融，外科也可以做手术来消融房颤。

内科导管消融时，要用导管头端以点连线，而外科医生可以通过专用的消融钳，在心脏外膜直接做出一条完整的消融线，防止点与点之间距离太大，出现"漏点"现象导致治疗失败。

消融钳还可以检测夹住的组织是否全层烧透，术语是"透壁"，否则中间残存的正常组织还有电传导性也会导致治疗失败。

外科的消融有两种：一种是通过胸腔镜小切口做的消融手术，适用于阵发性的房颤，具体会在胸壁打上类似于指甲盖长短的几个刀口，一般是6个，相较于内科消融，创伤大一些；另一种是外科开胸直视下做的消融手术，开胸大家都知道，要切开肋骨，创伤更大一些，主要用于需要心脏外科开胸手术的患者。

这里要和大家强调两点：

第一，如果您的心脏，除了房颤，还有其他的病需要做外科手术，比如，老张有房颤，最近又发现他有很严重的冠心病需要做外科搭桥手术；或者老张的邻居老李，也有房颤，但是最近发现他的心脏瓣膜有问题，就相当于咱们家里门坏了，需要换一个新的"门"进去，这也需要心脏外科手术。

如果是这种情况，您一定要跟医生说：能不能在外科手术当中，同时把我的房颤给做好了呢？

因为心脏外科医生也有些手段，可以在心外膜消融房颤，不会特别增加手术的时长，而获得的益处是非常明显的，就相当于做了一次外科手术，桥也搭了或者门也换了，房颤也好了。

但如果您不是这种情况（其实绝大多数患者不是），就是除了房颤，没有任何其他需要外科手术的指征，那么您就需要自己做决定了。我更倾向于将外科手术作为房颤治疗的二线手段。

第二，如果您已经决定要做外科手术，可以考虑同时处理左心耳，我们前面讲过，左心耳是房颤血栓最常见的来源。夹闭或切除左心耳可以显著降低由房颤带来的中风风险。

一站式内外科杂交手术："内外夹击"

阵发性房颤，也就是发作有始有终的房颤，常规射频消融的成功率可以达到90%。但是持续性房颤，特别是那些房颤持续时间已经很长，在医学上叫作长程持续性房颤的患者，射频消融手术效果是很不好的。

对于这一类患者，还有一种外科手术和内科手术结合的治疗方法——内外科杂交手术。

这里的"杂交"，不是生物书里的"孟德尔豌豆杂交"，也不是"杂交"水稻，而是心内科和心外科医生们联手，为患者提供手术治疗。

很多持续性房颤多年的老患者，左心房受累已扩大变形，在这种心脏条件下，传统的消融手术治愈率会直线下降，"一站式内外科杂交手术"成为更好的选择。

那么它的成功率是多少呢？我在国内做这一类手术是比较多的，我们用自己的数据发表过科研文章，我们的患者，手术前平均房颤持续时间是7年，做了内外科杂交手术之后，随访两年多的时间里，手术成功率在80%左右。这个结果还是相当不错的。

患者通常先接受微创外科手术，通过胸腔镜从心外膜途径进行消融，并切除左心耳或者用一个卡子夹闭左心耳让血流无法通过，再接受内科手术，通过导管从心内膜途径进行消融。

这样做的优势在于，外科医生制作的房颤"防火线"位置准确、质量好；而内科医生可以在外科手术结束后，通过导管进行精细检测，对心外膜无法消融的部位进行"补位"消融。

内外科技术各有所长，结合起来取长补短，能够大大提高房颤治疗的成功率，达到 1+1 > 2 的治疗效果，是近年来房颤领域针对复杂病患较为热门的治疗技术。经常有患者网上一查就找到我做手术，说"刘主任你是这方面专家"。

确实，我可能是国内做这类手术比较多的医生之一，但我经常劝患者：我说你没到做这种杂交手术的地步。对病情简单的患者做这类复合手术，有点拿大炮打蚊子的感觉。

那到底什么样的患者需要做这种手术呢？

如果你是持续性的房颤，就属于偏"难"的；如果你持续性房颤病史超过两年，或者除了房颤，还有高血压、糖尿病，或者心房特别大，还有心衰等，这个时候你做普通的导管射频消融很可能效果不好，可以考虑做杂交手术，但是具体情况一定要跟医生商量，因为这个手术对术者的经验要求还是挺高的，也要看您就诊的中心是否擅长，等等。

为什么阵发性房颤和持续性房颤有这么大的差别呢？

可以打一个比方，大家比较好理解。阵发性房颤，就像是个早期"肿瘤"，我把它切掉就好了，就算转移也有限，很好清扫；持续性房颤，就像是一个已经发展到晚期的恶性"肿瘤"，它能够发生远处的转移，一转移，手术就不好做了，肝也转移了、肺也转移了、脑也转移了，那就没法手术了，只能吃药，效果还不好。

用"肿瘤"来比喻房颤可能有点夸张了，早期"肿瘤"的治愈率是非常高的，在我们中心，超过90%的患者可以治愈，所以早诊早治特别重要。

对于持续2年以上，或做过2~3次导管消融术后仍复发的房颤患者，就可选择内外科联合的一站式杂交治疗。

它的一个很特别的优势在于，做这种内外科杂交手术的时候，可以把左心耳夹闭掉，拿一个像女士发卡的夹子把它夹住，这样血液进不了"心眼儿"，中风的概率就极低了。

这个手术有一个非常大的好处，它并不存在绝对的失败，比如，做消融手术后复发了，房颤中风的风险也回来了；但是做内外科杂交手术后，即便房颤复发了，但是因为左心耳已经夹闭了，中风的风险还是大幅度降低了。

这个手术也不是没有缺点，第一，最大的一个问题就是国内开展这类手术的单位比较少。因为杂交手术需要内科医生跟外科医生合作，要联合起来组成一个团队，从术前到术中再到术后，都要沟通和管理。

但这依然是一个很值得期待的发展方向。现在国际上治疗心脏病有一个概念叫MDT，就是多学科专家协作，治疗团队里有内科医生、外科医生、影像科医生、康复科医生，共同决策。这种模式我认为是很先进的，因为每位医生擅长的手术方式不同，可能我擅长内科消融，他擅长外科消融，她擅长起搏器，到底用哪一种治疗方法患者更受益？团队讨论后往往会有一个比较统一的结论。

第二，手术的费用比较高，因为它毕竟是内科和外科两个手术，只是在一个手术室里一站式做了。

第三，虽然内外科都是微创的手术，但是外科也需要在胸壁上做三个小切口，就跟咱们家门上的钥匙孔差不多，确实很小，但它毕竟还是比内科穿刺的切口要大一点。

第四，射频消融手术我们给 93 岁的患者都做过，但是杂交手术不一样，它毕竟伤口多些，而且是全麻，要气管插管，对患者年龄和身体状况的要求还是比较高的。

如果您是高龄的持续性房颤患者，我建议您看看下一章节"与房颤共存"里的房室结消融＋希氏束起搏手术。

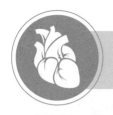

患者提问精选

1. 什么样的患者适合做消融？

如果您是阵发性房颤，那么指南推荐将消融手术作为一线疗法，也就是首选的疗法。

识别二维码观看作者讲解：《不是每位房颤患者都需消融！》

消融手术还是非常安全的，绝大多数患者可以做这个手术，我自己的团队，手术做过年纪最大的患者是位 93 岁的老爷子，他的儿子也有 60 多岁了。老爷子原来患有非常严重的肺气肿，是长期房颤缺氧导致的，术后肺气肿有了很大改善，老爷子非常高兴，说这个手术让他高质量地多活了好几年。

如果是持续性房颤，也就是房颤一直在发作，患者做消融的愿望会更迫切，但我们还是要讲科学。必须说明的是，目前治疗持续性房颤的技术还不足够好，大家经常听说某人做完手术以后复发了，复发者主要是持续性房颤的患者。

当前技术治疗阵发性房颤，单次手术一年成功率可以达到 90%，但治疗持续性房颤患者效果就差一些，持续时间越长，效果越差。

房颤持续多久，手术成功率就会显著变低呢？目前来说，没有一个明确的界限，不过国内外很多研究者认为，通常两年以内的持续性房颤消融效果也还算不错，如果房颤持续时间超过两年，就需要选择一些非常有经验的手术团队去做消融，否则的话可能还是不太容易保障成功率。

小贴士

总结一下，适不适合做手术、做哪种手术，涉及很多专业知识，我觉得大概有两点是大家需要明确的。

第一，您是阵发性还是持续性的房颤，如果是阵发性房颤，我强烈建议手术；假如是持续性的房颤，要看持续了几个月还是几年、十几年，这会在一定程度上影响医生的治疗策略。如果病史只有一年多，还是建议积极手术治疗。

第二，如果您是持续两年以上的房颤，也并不是说不可以做消融手术，而是需要跟医生反复沟通，根据获益大小，在消融与不消融之间做出选择，如果选择消融，具体采用哪一种消融方法。

2. 阵发性房颤，不服药的情况下，基本每个月发作一次，每次不超过 48 小时，可以做消融手术吗？

您说的这个情况非常符合指南推荐的手术指征。

有的患者可能会问：我发作得也不频繁啊，怎么就要做手术了？其实是这样的：

识别二维码观看作者讲解：《阵发性房颤每月发作一次，要做消融手术吗？》

首先，经常有阵发性房颤的患者说，他上一次发作是多少年以前，这是第二次发作。但实际情况不一定是这样的。因为大概有 1/3 的房颤没有症状，就是患者感觉不到，所以您现在认为房颤每个月发作一次，但实际上发作频率会更高。经常有患者住院后做了持续的心电监测才发现房颤发作非常频繁，只是患者自身感觉不到。

其次，我们专业的共识认为，房颤发作的持续时间一旦超过 24 小时，心房就会受累，心房可能会变大、变形，房颤也随之变得更重，心房里面开始生成血栓等，更何况一般阵发性房颤 24 小时内也就终止了，您这 48 小时是个不太好的征兆。

最后，总体上讲，房颤是一种逐渐进展加重的疾病。患者目前是阵发性房颤，若是不加以重视、治疗，房颤发作会越来越频繁，持续时间会越来越长，甚至可能发展为持续性房颤。并且，病情拖久了，会影响手术成功率。

所以总体来看，因为您病情还不重，很容易治愈，又正在往不太好的方向发展，还是需要尽快地、积极地治疗，避免疾病进展。

3. 射频消融术会损伤心肌、影响心脏功能吗？

射频手术的确会使很少部分的心肌坏死，但是，坏死的部分相对于整个心脏的心肌来说是"九牛一毛"，不在一个量级。术后短时间内还会有部分心肌组织在热作用下发生炎症、水肿，但炎症、水肿总会随着时间逐渐消退，心脏功能可以恢复至术前水平。另外，医生瞄准的是病变部分，去除病灶，心功能较术前反而会有提升。

4. 消融手术要麻醉吗？

需要麻醉，通常是局麻，位置是医生穿刺送入导管的地方，叫股静脉，在大腿根处。手术过程中，患者是清醒状态。术中患者的感受差距非常大，有些患者会感觉不怎么痛甚至完全不痛，有些患者则会觉得灼痛无法忍受。也有患者因为怕痛选择全麻，整场手术直接"睡"过去。

如果从心理因素上说，一台手术下来，患者要在手术台上躺一个半小时左右，因为是在心脏上的操作，患者一动都不能动，以免导管"戳破"心脏，未知带来的恐惧感和漫长等待带来的焦虑感，给患者带来很大的心理负担。从手术精度的角度出发，无痛手术也是有益的：完全麻醉下，患者呼吸平稳、体位固定，导管在心脏里的操作也会更稳定。所以如果身体情况允许，全麻也是一种较好的选择。

5. 如何判断手术是否成功？

需要术后三个月复查，一年后再复查。为什么要三个月呢，因为术后要给心脏一点恢复时间，这期间还是可能有心律失常发作的。

心慌、乏力等症状是复发最直接的表现，术后如果再次发生了和原来房颤时类似的症状，一定要去医院做一份心电图。还有一些人的房颤症状十分不典型，仅仅感觉有些乏力、体能下降、易困倦或是心情焦虑等，这样的房颤复发往往要借助检查来识别。

复查首先要做心电图，有条件的话建议再完善一个24小时的动态心电图，把一天的心跳都记录下来，如果这24小时没有房颤，就是一个很好的征兆。如果有条件的话，可以再延长记录时间，比如7天，甚至更长。

很多人会觉得挂个小盒子很影响正常生活、工作，现在有一种心电监测设备，可以贴在胸口，衣服一遮就看不见了，这也是国际医学指南认可的房颤确诊方式，只是国内略有滞后，多数医院都还没有，有需要的可以自行购买或者租用。

还有不需要贴胸口的便携式心电监测设备，俩大拇指一按，心电图就可以实时传输到智能手机上。如果经济条件允许的话，可以买一个随身携带，这样万一不舒服了，可以马上拿出来查心电图，因为经常等患者到医院了，那一阵不舒服也过去了，再做心电图，什么都查不到了。

复查最严谨的一种方式，目前在国内做得很少，就是前面我们提到的植入性的动态心电图，能够记录 2~3 年的心律。如果其间一直没有房颤，当然是很好的。

另外还可能有一些辅助的检查，如超声心动图，或者叫心脏彩超，很多病情比较严重的患者，术后一年再复查的时候，会发现原本扩大的心脏慢慢恢复了，射血分数也好了很多。

6. 消融手术成功了，抗凝药可以停用吗？

这在医学上也是一个比较有争议的问题。

医学上我们会有专业的指南，可以理解为专家共识。指南认为，抗凝药物用不用，并不取决于消融手术做没做好，即便消融手术很成功，但假如你有一些危险因素，如高血压、糖尿病、高龄、心衰，或者以前得过中风等，不管消融的效果如何，还是要继续吃抗凝药，也就是说要终身吃。但是也有专家认为，如果房颤确实已经治愈了，就可以建议患者不用吃药了。

这里想和大家谈一些我的观点，以供参考。

首先，你确定房颤真的治愈了吗？

不是您自己感觉术前有症状、术后没有了，就叫"治愈"。为什么？因为有大约 1/3 的患者房颤的时候，自己是没有感觉的，在医学上叫无症状房颤。所以要做很多次的动态心电图检查，证明房颤确实好了，这时再考虑要不要停抗凝药。

其次就是刚才谈到的那些危险因素。

如果您有很多种危险因素，既有高血压，又有心衰，还有糖尿病，即便您的房颤真的好了，我一般还会建议抗凝药最好别停，还是稍微吃一点，尤其是那些以前得过中风的人。因为随着年龄的增长，未来还可能有新的房颤，这时候如果没有抗凝药的保护，很容易再发中风。

因为我在这个领域做了很多年，有很多的经验教训。曾经有一位患者，我们给他做了手术，术后房颤就没有了，不发作了，患者非常高兴。当时我们觉得，以他的情况抗凝药还是最好继续吃，因为他以前就得过中风，但这位患者认为自己没事儿，自行停药了。5 年以后，某一天他家属给我打电话，说他又中风住院了，一看心电图，我们从心电图的波形变化上就能大概判断病灶的位置，一看就是新发的房颤。

所以抗凝药是不是停，一定要跟手术医生，或者您的主管医生，进行详细的沟通，来判断服药的风险和获益。

7. 我平时一个月房颤发作 3 次，如果到手术室不发作，是否会影响手术？

实际上并不影响，因为房颤的"颤点"在心脏里面的分布有一定的特征性。

90% 的颤点分布在肺静脉与左心房交界的地方，所以我们手术的时候，不管房颤是否发作，都会首先把肺静脉开口处用消融能量打个圈，相当于画地为牢，修了一道防火墙，把 90% 的颤点拦在这个防火墙里面。

还有 10% 左右的颤点，是在心房其他地方，分布也有一定的规律，其中有 5%~6% 分布在上腔静脉，还有一些在下腔静脉等。手术当中，我们会通过给患者一些药物等手段"引蛇出洞"，让房颤发作，方便我们发现颤点，再单独打掉它。

这是一个比较规范的消融流程。有一些医生会选择对阵发的房颤患者流程化封掉肺静脉口，不做诱发，这样手术效率会非常高，但我还是建议要把这个手术做得完整一点。

8. 手术后多久能运动？运动能减少房颤复发吗？

前面也提到过，运动跟房颤之间，实际上关系很微妙。少量的有氧运动，对于减少房颤复发是有帮助的；但是大量的、剧烈的运动，会造成房颤。在过去的这 20 多年里，我给很多运动员看过病，也就是说，很多运动员有房颤，特别是年轻时候从事的运动比较剧烈的人，他们的心房都很大，因为竞技性运动对心脏的负荷很高，也就是心脏有点超负荷了，也就容易出问题。

识别二维码观看作者讲解：《房颤手术后多久能运动？》

那手术以后能不能运动呢？完全可以，但是一定是有氧的运动，如快走、慢跑、游泳，千万不要做那些竞技性的、对抗性的、无氧的运动。

至于手术后多久可以运动，也没有什么特别的要求，一般一个星期以后就可以了。因为你的下肢会有穿刺的伤口，需要一些时间愈合，只要伤口没什么不舒服，不影响运动的情况下，可以适量做一些有氧运动。

9. 新技术脉冲电场消融，手术费用大概是多少？

这是一个新的技术，目前在临床试验的阶段，基本不收费或者少收费，一旦通过审批进入国内，可能会有专门的定价。

10. 83 岁阵发性房颤患者，做射频消融成功率高吗？

识别二维码观看作者讲解：《83岁阵发性房颤，做射频消融成功率高吗？》

阵发性防颤目前在临床上手术成功率非常高，83 岁完全不是禁忌证，老年人阵发性房颤治疗的成功率和年轻人的成功率相当。

只是，任何手术都不敢说百分之百没有并发症，83 岁的老年人比 38 岁的年轻人，更有可能出现不良的后果，建议年纪比较大的患者找更有经验的医生做这个手术。

11. 左心耳有血栓，医生说不能做消融手术，怎么办？

如果现在已经有血栓了，手术暂时是不建议做的。术前我们会做一项检查，叫"经食管超声心动图检查"，简称"食道心超"，一根超声探头会顺着食道下去，观察紧邻的心脏，一个检测重点，就是看左心耳里有没有血栓。

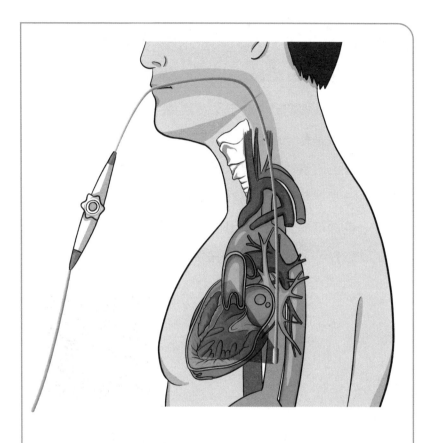

　　如果左心耳里有血栓，在左心房里做手术操作时，就有可能把血栓碰下来，从而导致术中即发生卒中。可能也有一些医生会说：没问题，我愿意冒点风险给你做。这不是绝对禁忌，但我觉得风险太大，大家一定要慎重考虑。好好吃抗凝药，绝大多数血栓是能化掉的，把血栓化掉再做手术更安全。

12. 我最近发现有房颤，不知能否做手术，可否请您帮忙看一下动态心电图？

可以看，您把动态心电图发给我的助理（扫下面的二维码）。但是有一点要强调一下，我们很多朋友发给我动态心电图的时候，只发过来整个报告的第一页，就是带结论的那一页。实际上这不够，因为我就是看心电图的专科医生，能通过那些波形看出很多信息，所以一定要把一整本的动态心电图报告的每一页都拍照给我看一下。

13. 房颤，还有心动过缓，可以做射频消融吗？

有些房颤患者伴有严重的传导阻滞，心率每分钟30~40次，或者伴有长间歇，发生在白天清醒的时候，有晕厥风险，需要在安装起搏器后考虑做房颤射频消融术。但是，如果常年有心动过缓，没有症状（突然眼前发黑、晕倒、乏力等），也就是比较稳定的情况，是可以做射频消融的。而且部分患者做这个手术还有一个好处，就是消融之后，原来的心动过缓会有所改善，心跳的频率会稍微快一点。房颤的同时有心动过缓的情况比较复杂，因此需要医生仔细甄别是不是急需安装起搏器。

14. 一年犯一次房颤，要做手术吗？

如果您一年只犯一次，我是不建议手术的，但是有个前提，就是您确定您一年只发作一次吗？因为有一部分房颤患者发作的时候不太有感觉。另外，房颤持续发作超过 24 小时以后，通常认为心房里面就会容易长血栓，如果您的房颤发作得很少，但是持续时间很长，比如，一次发作几天，这种情况我建议做手术处理。如果确定发作得很少，而且发作的时间很短，一年就一回，我觉得可以再观察看看。

15. 我做了消融手术两周了，心脏感觉挺好的，但是现在右腿伤口还疼，什么时候能恢复？

这也是我们很多患者手术以后的问题。这个时候你要看一下，伤口的疼是越来越重呢，还是越来越轻？如果说越来越轻了，那就继续观察；如果越来越重了，而且这个穿刺部位用手摸，能

识别二维码观看作者讲解：《消融手术两周后伤口疼痛，多久能恢复》

摸出来有一个硬结，按压时疼痛明显，而且这个硬结还越来越大了，就需要去医院看一看，是单纯的血肿，还是有了其他的问题。

一般来讲，就像您现在说的，术后两周，这种感觉可能都还在，但是慢慢地这种感觉就会变轻了，有时候可能需要1个月左右的时间，血肿硬结才被吸收。

16. 房颤引起了急性心衰，还患有肥厚型心肌病，做过二尖瓣的置换手术。消融手术以后老有憋气，尤其是饭后喝水症状明显，怎么办？

这个情况需要去医院找您的主刀医生再看一下，可能需要做一些检查，确定是手术后的并发症，还是其他疾病（如心衰）导致的。

消融手术后有一种比较少见的并发症，是消化道方面的。人体非常精密，牵一发而动全身，我们前面提到，消融手术可能损伤食管，食管外面有一些神经和胃相连，如果在消融的时候，损伤到了食管外部连接的一些神经，有时候术后患者会出现消化道的一些反应，比如，一吃就饱，严重的时候还会出现所谓的胃瘫，就是胃不蠕动、不消化了，吃下去的东西就存在胃里面，患者第二天的时候还会觉得嘴里面有一些味道。

这种情况不会持久，神经损伤是会慢慢恢复的，这时可能会给患者用一些促进胃动力的药。

还有一部分患者是消融手术损伤了支配膈肌的神经，会出现膈肌升高，导致出现憋气。这种情况同样是可以慢慢恢复的。

17. 心衰了，还能做消融手术吗？

可以，而且目前的研究认为，应该积极去做。

插一句题外话，一位很有名的教授，老人家90多岁了，在波士顿，是全世界心脏病医生的泰斗，非常资深。他在20世纪曾经说过一句话：21世纪将有两个心血管流行病，第一是房颤，第二是心衰。他说这句话的时候，我还在上学，现在回头看，你会发现确确实实被他言中了，因为整个社会都更长寿了，房颤跟年龄有关系，活得越久越容易房颤，心衰也和年龄有关系，绝大多数心脏病的最终结局就是心衰。

心衰跟房颤关系非常密切，房颤容易导致心衰，心衰患者也很容易并发房颤，二者的关系有点像"难兄难弟"。房颤合并心衰的治疗是医学界特别重视的问题，现在已经有了明确的证据。全球多个房颤中心参与的研究结果显示，心衰合并房颤，做消融手术远远比不做消融手术要好。虽然手术出现并发症的风险会更高一些，但是患者的获益也非常大。

这里要提示的是，心衰合并房颤的患者往往症状会重一点，患者也会衰弱一些，手术中可能出现各种状况，对主刀医生的要求就更高一些，建议选择有经验的医生做手术。

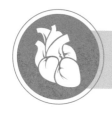

与房颤共存

前面我们讲了如何通过手术"根治"房颤，接下来再跟大家聊一聊，如何与房颤共存。

我见过一个患者，他跟我说："我不怕死，但是我怕房颤引发的并发症，我怕脑中风，因为我一旦脑中风，全家都受累。"

中风患者一旦瘫到床上动不了，每时每刻需要人照顾，比如，扶着你上厕所，帮你处理大小便，等等。很多人一想到这些，就觉得生不如死了。

但是，假如房颤已经很多年了，或者说已经做过好几次手术了，但是很不幸都没有治好，这个时候就不得不与房颤为伍，那么，有没有一些新的技术可以减少房颤的并发症呢？

答案是有的。

前面我们提到，想要通过吃药把房颤治好，这有点儿难，但是想通过吃药来预防房颤的并发症，就有很多好药了，比如，华法林等抗凝药。

临床上还有另外一种情况，就是患者有房颤，如果不吃抗凝药，非常容易中风，但是一吃抗凝药，就容易出血——

我前面讲了，这类药物都是一把"双刃剑"。出血可以在很多地方体现，比如，一刷牙就出很多血，这就不是一个很好的现象；如果出血在大脑、在腹腔，那就是比较严重的并发症。

为解决这个问题，有一种新技术问世了——左心耳封堵术。

左心耳封堵手术：预防中风

识别二维码观看作者讲解：《老陈看病记》

曾经有一个患者朋友，70多岁，前段时间跟我一起到北京电视台做节目，他有一句话我印象特别深刻，他说"我害怕中风胜过害怕死亡"。

房颤容易造成中风，是因为在房颤的时候心房里血液瘀滞在一个叫作左心耳的地方，容易长血栓，一旦血栓脱落很容易造成中风。

想预防中风发生，怎么办？有两个选择，一个是吃药，另外一个就是左心耳封堵手术。

如下图所示，左侧就是我们的左心房，右侧突出的尖端就是左心耳。左心耳的口虽小，腔却大，所以里面容易长血栓，90%房颤患者的血栓来自左心耳。

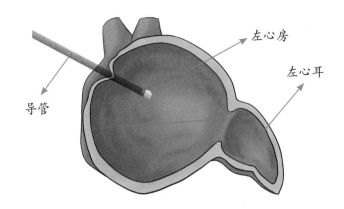

如果把左心耳这个"小心眼"用导管送一个塞子进去把它塞住，血就进不去了，也就不会在里面形成血栓。这个手术，就叫左心耳封堵术。

手术成功之后，患者只需要在手术后的前两三个月吃抗凝药，之后复查如果情况允许，就可以把抗凝药停下来，同时因为不再吃抗凝药，也就不会有特别多的出血风险。

这个技术目前发展很快，很多患者来到我门诊说：刘主任，我能不能做左心耳封堵啊？他觉得左心耳封堵是一个很新的技术，能够把他的房颤治好，但我必须明确说明，这不是治疗房颤的一个技术，它是预防中风的一个技术。

也就是说，它无法把房颤转成正常心跳，这是大家一定要知道的。毕竟我们治疗房颤的最终目标肯定还是要把房颤转成正常心跳，从这个角度来看，左心耳封堵手术是不得不退而求其次的一个方法，它无法把房颤消除掉。

我曾经见过一位患者，他是阵发性房颤，属于可以被根治的那种，但当时他接受了左心耳封堵手术，然后来找我，说：刘主任我还是很难受啊。我一看，实际上他那种病情不应该做封堵手术，封堵手术不能治疗房颤，应该做消融手术，因此我就给他做了消融。

做完消融以后他房颤没有了，不难受了。他后来还找我，说：主任你能不能把我那个封堵器给取出来，我说很遗憾，这在医学上还做不到，封堵器已经长在里面了。

左心耳封堵手术具体是怎么做的呢？

用一根 3 毫米直径的导管，通过穿刺腿上的股静脉送进去。导管进到左心房之后，首先会进到左心耳。这个时候第一步是要知道左心耳的尺寸，因为每个患者的"心眼"大小是不一样的。

识别二维码观看作者讲解：《3分钟带你看懂"左心耳封堵术"》

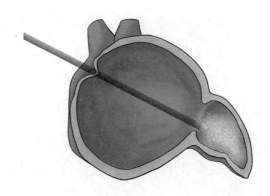

那医生怎么知道呢？就要靠导管了。这个导管实际上是空心的，可以释放造影剂，通过造影剂我们能够知道左心耳的开口有多大、深度有多深。

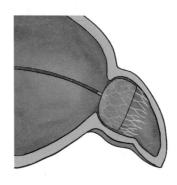

这时候我们就可以根据尺寸，通过这根空腔的导管，把封堵器送到左心耳。左心耳封堵器跟体外是靠着一根电缆连接在一起的，在完全释放封堵器之前，要先把连接的电缆拧下来，导管脱出、封堵器张开，就把这个口子给堵住了。

大家可以把封堵器理解为墙里面的钢筋，图中飞舞着的是一些红细胞，慢慢地，整个左心耳口部完全被堵住，表面覆盖的就是正常的心房内膜了，所以前面提到的那位患者说想把封堵器拿出来，就相当于想要在不破坏墙体的情况下，把里面的钢筋给取出来，是做不到的。

左心耳封堵看上去挺完美，可以堵住"小心眼"不长血栓和导致中风，还可以不吃药、避免出血，但是它也有局限性。

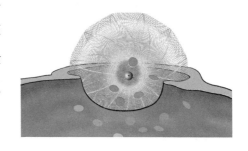

左心耳封堵手术的局限性在哪儿？

在过去的 20 多年里，我见过太多人的"心眼儿"，不管是造影的还是切下来的（前面在外科消融的部分，我们提到亦有左心耳切除手术），没有任何两个人的"心眼儿"是完全一样的。

有些双胞胎的长相难以分辨，但是每个人的"心眼儿"都不一样。所以想"堵住"它的时候，就会有一些问题，因为堵左心耳的塞子，就这么几种型号，绝大多数的"心眼儿"可以被堵住，但有一部分就没办法堵住，可能堵住一大半，还留个小小的缝儿，而一旦留个小缝儿，就跟没堵差不多，仍然会造成中风，所以这个技术不是适合所有人的。

哪些人适合做这个手术？

如果没办法根治房颤，同时不吃抗凝药就容易中风、吃了抗凝药就容易出血，这样的一些患者就更合适做左心耳封堵手术。

什么样的人容易出血呢，比如有胃溃疡，一吃抗凝药，消化道就容易出血；再比如脑子里某一根血管破过，说明你本身就容易出现脑出血，再吃抗凝药出血风险会更高，这时候左心耳封堵手术就是一个非常好的选择，因为堵上了血栓的主要生成地，就不用长期吃抗凝药了。

还有一些患者，比如一些运动员，经常会有一些磕磕碰碰，如果吃抗凝药，全身的血液就变得不容易凝固，一磕碰可能皮下就有瘀斑，磕厉害了还会导致血肿，不容易消退，因为这类原因不愿意吃抗凝药。

还有一些人对药物很反感，就是不想吃药，也有患者说"我老是忘记吃抗凝药"，这种情况下也可以考虑左心耳封堵手术。

整体来看，患者伴有其他的心血管疾病越多，比如，有高血压、心衰等，甚至以前就得过脑中风，这类容易发生甚至是再次发生中风的人，就是我们处理左心耳的主要人群。

做完左心耳封堵手术就可以停抗凝药了吗?

这里还有一个问题要特别强调一下。

按照医学指南的要求，在术后 6 周的时候，也就是 42 天后，患者要再回到医院做一次系统的检查，如果没什么问题，抗凝药就可以停了。

但实际上，我个人觉得，您不妨术后继续吃三个月抗凝药，再去医院系统检查一下，看是否停药。

为什么我要把这个时间拉长？因为我和我的团队做过很多例左心耳封堵手术，实际观察发现，6 周有点太短了，那么，6 周是谁规定的？为什么是 6 周？出处是哪儿？

后来我仔细查找资料发现，这个 6 周来自动物实验，当时这个左心耳封堵是在狗身上做的，给狗做了这个手术 6 周以后，发现封堵用的塞子基本上内膜化了，可以理解为长住了、长好了。

毕竟狗的平均寿命跟人的平均寿命差了好几倍，而且我们的患者都有基础病，所以这个 6 周的服药时长从狗的动物实验直接移到人身上，我个人不是很赞同。到底多长时间合适，我觉得还是先吃三个月，等到三个月复查的时候，再做一次系统性的评估。

如果术后一年复查的时候，确实证明这个封堵完全没问题了，比如做了心脏增强 CT，我们会往血管里打造影剂，没有任何造影剂能进到这个心眼里面，证明封堵得非常好，那么也许我们就不需要吃抗凝药了。

所以，第一是术后连续吃三个月的抗凝药；第二是术后三个月复查评估，一年后再做评估。这是在我们中心的一个比较谨慎的方法，这样可能会更安全。

当然也有患者问：我就是阵发性房颤，手术消融的成功率很高，如果消融把房颤治好了，为什么还要做左心耳封堵手术呢？

我觉得这个逻辑是这样的，首先要看到底需不需要积极预防中风。我们很多患者没什么基础病，做过消融手术房颤好了，可以不吃抗凝药，当然也可以不处理左心耳。但确实有一部分患者中风风险很高，或者曾经中风过，这一类患者我们还是建议要积极预防的。因为你有过房颤了，又有过中风了，虽然现在好好的，但是你的疾病史说明一个问题，就是你的身体有适合这些疾病再发的"土壤"，所以需要积极预防。

至于这个预防手段是吃抗凝药还是处理左心耳，就像我们前面说的，需要根据你的身体状况和个人意愿决定。如果吃抗凝药出血风险不高，也能接受终身服药，那吃药也是可以的，左心耳封堵并非必需。

房室结消融＋希氏束起搏手术：起搏器"规范"心跳

起搏器也是一种退而求其次的疗法。这种技术说新也新，说老也老，因为起搏器大家都知道，应用很多年了，那么它新在什么地方呢？

近两年，起搏器的技术飞速发展，已经可以做到起搏部位的"生理性"，也就是跟我们正常的心跳差不多。

在消融手术常规疗法未见效果，药物也控制不好，心跳总是跳得快的情况下，也可以考虑一下放起搏器的方法，让起搏器把你的心跳"规范"起来。

具体怎么做呢？我们通过消融手段"打断"房室结——前面我们提到，房颤发生的时候，心房出现了"捣蛋鬼"，抢过了"司令部"的指挥权，而房室结是"传令官"，"打断"房室结可以让房颤"调皮捣蛋鬼"的"乱命"传达不下去，以阻断房颤向心室的传导，同时进行希浦氏系统起搏，实现最生理的起搏。

简单来说，就是前面那些办法都没有用、不适合或者没法做的情况下，可以简单粗暴地消融阻断房颤向心室的传导，然后用起搏器来模仿正常的心跳。

它是治疗房颤"最后的手段"。这种疗法主要适合一些老年朋友。

限于早期的治疗理念和医疗技术，整个社会上错过了最佳治疗时机的患者非常多，很多患者来治疗的时候，可能已经 80 岁了，房颤也已经持续了好几十年。

说实话，这个年龄的患者，做一站式内外科杂交那样的复杂手术，首先麻醉这一块怎么办？很多患者还有心功能不全或者其他合并症，使得手术很难做，但是患者症状往往又很重，很受折磨，这时就可以选择这一"最后的手段"。

给大家讲一个故事，当年有一位患者，是一位老太太，今年应该 94 岁了。她 84 岁的时候，我给她做了第一次消融手术，手术效果很好，可是过个一年半左右她又来了，一看，是个新发的房颤。

因为她年纪很大，心房这个"土壤"本身已经不太好了，就很容易长新的房颤。而且房颤的症状还特别重。有多重呢，她老伴也有 90 多岁了，说想跟她离婚，没法跟她过了，说她老是犯病，脾气不好，俩人老吵架。

我先后给老太太做了三次消融手术，每次都是好个一年半左右，就又有新发的房颤。后来老人家说：刘大夫，我这么大年纪了，能不能给我做一个手术，让我不用老这么折腾了。

当时"房室结消融 + 希氏束起搏手术"这个技术在国内刚刚开展没多久，我就跟老太太谈，要不然做这个试试。实际上这个疗法已经出现很多年了，但是之前很多年里我很少做，因为当时起搏的技术不够理想。直到最近这几年，在起搏方面才有了一些很重要的进展。

以前的起搏，我们只能把起搏导线放到一个比较大的区域，打个比方，像是落在"边远山区"，对心电系统"传达政令"很不利；而现在我们已经能够做到让起搏导线精准地拧在一个小米粒大小的希浦氏系统上，这里是心电信号传导的"高速公路"，可以让起搏心律和我们正常的心律非常相近。

老人家同意了。做完手术以后，她改善得特别明显，因为她以前老是心慌，身体不舒服，当然也影响情绪，经常跟老伴吵架，两个 90 多岁的老人，跟小孩儿似的互怼。

做了这个手术之后，现在哪儿都好了，老太太受过良好的教育，从小学过钢琴，手术后，又开始弹钢琴了，像换了个人似的。直到现在我们关系都很好，每年春节前她都会来看我一次，每次来，我们还会拍张合影。她今年应该 94 岁了，当时做手术的时候也有 89 岁了。

因为装起搏器是个小手术，所以对于一部分年龄特别大的，体质有点衰弱的，但是房颤的影响又比较大的患者，或者年龄大的反复手术效果不佳的患者是可以考虑的。

这里需要提示大家的是：起搏器也没有办法把房颤根治掉，它只是缓解了心慌等房颤的症状。因为房颤这个病，好多人生活质量特别差，活得很痛苦，所以它可以作为最后的手段。

而且，在某些情况下，起搏器不仅是"最后的手段"，也是"必需"的手段。大家知道，房颤患者多数时候心跳会很快，但是也有一少部分患者，在房颤的时候会出现心脏传导阻滞，有时候心跳非常慢，甚至慢到每分钟二三十次，这种情况非常危险，必须得装起搏器。还有一部分患者是房颤突然间停下来之后，出现一个很长的间歇，心脏停搏半天了还不恢复，甚至有患者因此而晕倒，这时候也需要衡量一下安装起搏器的必要性，因为心脏跳得太慢或者长时间停跳，都是非常危险的事情，这时候安装起搏器，目的就不是改善生活质量，而是保命了。

识别二维码观看作者讲解：《何种情况下必须植入心脏起搏器？》

小贴士

目前国内临床上主要的房颤治疗技术，给大家简单介绍到这里，最后再简单盘点一下。

对于阵发性房颤，90%可通过导管消融手术得到很好的解决。

对于难治的长病程的持续性房颤，可以选择内外科一站式杂交手术，"内外夹击"消灭散布病灶。

对于高龄、症状严重又不适合做外科手术的，可以选择"房室结消融＋希氏束起搏手术"治疗。

对于因各种原因无法接受手术治疗的患者，一定要坚持服用抗凝药物，以预防中风等严重后果。

因为各种原因无法或者不愿意服用抗凝药物的，可以选择左心耳封堵手术降低中风风险。

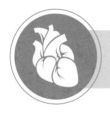

患者提问精选

1. 左心耳封堵的手术费用是多少?

封堵器有国产的,也有进口的,费用一般为 6 万 ~8 万元。左心耳封堵手术目前在国内有些地方进入了医保,很多地方还没有进入,建议大家手术前咨询一下当地的医保政策。

2. 吃抗凝药好,还是做左心耳封堵手术好?

目前的临床研究是这样的: 让一组患者做左心耳封堵手术,另一组患者吃新型口服抗凝药,结果并没有发现左心耳封堵在预防中风方面比吃抗凝药好很多。

房颤患者吃口服抗凝药,能不能把房颤的中风风险降到零呢? 答案是不能。它能降低大约 2/3 的风险,也就是 70% 左右。

左心耳封堵手术也是一样的,哪怕手术做得非常完美了,您依然有中风的可能,只是风险更小一些。

可能患者会问,那这个手术还有什么意义呢,我吃药不就行了? 但是对于前文提到的很多不适合或者不愿意吃抗凝药的人来说,左心耳封堵手术的存在是有其必要性的。

3. 左心耳夹闭以后，没有血运，它会坏死吗？坏死后会脱落吗？

非常好的问题，其实左心耳夹闭用的夹子还是很有科技含量的，它夹这个"心眼儿"的时候，只是让心耳正好闭合住，让血进不去，但并不是说要勒得特别紧，要把它勒断。这个被夹住的部分，未来，就长到一块去了。"心眼儿"没有血进去，就会变得萎缩，但是不会坏死脱落。

4. 做了左心耳封堵手术以后，还需要吃抗凝药吗？

识别二维码观看
作者讲解:《切
除左心耳，抗凝
药还要吃吗？》

这是一个很多患者关心的问题。理论上讲，堵上左心耳之后，血液进不去，就无法形成血栓，自然也就不用抗凝了。

但是大家知道，房颤中风，90% 的血栓是长在左心耳的，但是还有 10% 的血栓长在心房里。什么样的患者容易把血栓长在心房里呢？那些心房特别大的人，比方说左心房前后径超过了 50 毫米，心房壁上就容易附着有血栓。所以你把左心耳给堵上了，血栓不能在心耳长了，但是还能在心房壁上长，还是可能导致中风。

而且，"心眼儿"容易长血栓的人，比如，有糖尿病、高龄、有心衰，这样的一些患者，他全身的循环也会变慢，其他地方也容易长血栓，血栓到肺里，就是肺栓塞，堵了脑血管，还是会中风。

所以对于这样的患者，我不建议把抗凝药完全停下来，建议还是少量吃一些。

可能有患者觉得，那还做左心耳封堵手术干什么呢？做了还是得长期吃药。

我本人的经验是，如果患者情况比较好，中风风险没有那么高，那么处理了左心耳之后，可以在严密观察之下，停掉抗凝药。但是如果说有很多中风的危险因素，建议把抗凝药减量继续吃，这样双管齐下，中风风险会更小一些。

这个问题大家一定要重视，因为一旦中风了，发生瘫痪、失语或者其他严重并发症，你的整个人生乃至家庭就都要被颠覆，这是很严重的事情。

所以停抗凝药这件事，实际上是一个非常复杂的问题，我认为需要专科的医生根据你的具体情况，小心斟酌衡量，真正找到一个让你能最大限度获益的办法。

5. 我做了房颤的外科微创手术，顺带把左心耳切除了，要不要吃抗凝药？吃多长时间？

好问题，跟封堵左心耳不一样，切除和夹闭左心耳，不会像前文说过的封堵器和"心眼儿"大小对不上、还留了个缝儿的问题。另外，封堵器毕竟是金属的，装在"心眼儿"里，如果内膜化不好的话，有时候表面会长血栓，切除和夹闭不太会存在这个问题，所以中风风险可能会更低一些。但是你问要不要停抗凝药，这时我们就又回到了前面反复问过的几个问题：

第一个问题，房颤是不是真的已经好了？

第二个问题，房颤好没好，您是用什么手段去证明的？

第三个问题，您是否存在高血压、糖尿病、心衰等其他危险因素？

这很重要，因为有时候你感觉房颤彻底好了，其实不一定靠谱，因为有一部分房颤是没有症状的。如果你通过严格的检查证明房颤治好了，而且没有其他特别多的危险因素，特别是没有心衰、糖尿病等，那我觉得可以停掉抗凝药。具体到个人，还是需要具体分析。

至于吃多长时间，如果医生觉得你危险因素非常多，在左心耳切掉或者堵着的情况下还需要吃，那么往往就意味着要长期吃。因为这些危险因素通常很难减轻，比如，年龄只会越来越长，再比如高血压、糖尿病，现在的医学水平很难根治，甚至随着年龄增长，这些危险因素只会越来越多。

那处理了左心耳还得长期吃药，还做这个手术干什么呢？这里还是要说一句，堵了或者切了左心耳，跟完全不处理左心耳，中风风险已经不一样了，我们对抗凝的强度可能也就没有那么高要求了，也就是说，可能不需要吃那么大剂量的抗凝药了。

6. 我是阵发性房颤，最近做了心脏彩超，发现有三尖瓣的大量反流，请问什么原因？

房颤跟瓣膜的反流是有一定关系的。有房颤以后，心跳很快，心脏很累，它会变大，瓣膜就像是"房子的门"，心房增大之后，这个门框就变大了，瓣膜这个"门"，肯定也就关不严了，血液乱跑，就出现反流。

识别二维码观看作者讲解：《检查出三尖瓣反流，与房颤有关吗？》

但是房颤造成的反流一般是轻到中度的，所以您的三尖瓣出现大量反流，首先我建议您最好"货比三家"，多请几个超声医生看看，因为判断反流量大小，和操作者的经验还是有一定的关系。

如果确定就是存在大量的反流，那么您就得考虑一下原因了，不能贸然就觉得是房颤的问题，还是需要做进一步的检查，看看是否瓣膜本身存在问题等。

7. 我有房颤，也有心动过缓，是怎么回事？

房颤让我们的心跳变快，但确实也会合并心动过缓，也就是同时存在心跳慢的情况。

（1）慢快综合征：先有心跳慢，后发房颤

如果您平时不犯房颤的时候，心跳就比较缓慢，然后还有房颤，这种情况叫作"慢快综合征"，就是在心跳慢的基础上又发作房颤。

这种情况下，我们就要先治疗心跳慢，再处理房颤。第一步的治疗应当是安装起搏器，下一步可以用一点药物，看能不能减少房颤发作，但坦率地讲，多数情况下可能达不到很满意的效果，需要做射频消融手术。

这里要提示大家，平时测血压的时候，血压计往往也会显示心率，但是这个心率未必是准的，可能小于实际心率。

血压计或者我们平时摸脉，原理都是在数脉搏，但是如果您有房颤或者期前收缩，可以想象一下，心脏在"颤动"的时候，不能形成足够的心脏射血让动脉搏动，也就是说心虽然跳了，但是脉没动，血压计当然也数不出来。所以还是建议去做个心电图或者动态心电图，确认一下是不是真的心跳慢了。

（2）快慢综合征：房颤导致了心动过缓

平时没什么事，但是在房颤发作结束以后，出现了很长时间的心动过缓，甚至有的时候还会出现长间歇，也就是很长时间心脏不跳了，有的患者眼前会忽然发黑甚至晕倒。但是过一会儿就缓过来了。

这种心动过缓跟房颤有关系。房颤发作的时候心跳是很快的，然后发作结束房颤突然停止，心脏一时缓不上劲儿来，心跳就很慢，这种情况我们叫作"快慢综合征"，跟"慢快综合征"完全是相反的。

因为这种心动过缓是继发于房颤的，所以这种情况我就建议从根儿上处理，还是先做射频消融手术为好。如果手术之后房颤没有了，心跳过慢的原因也就没了，一石二鸟。

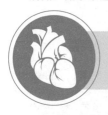

房颤消融手术并发症

识别二维码观看作者讲解：《导管消融术治疗房颤会出现哪些并发症？》

前面我们讲了房颤的手术治疗，近年来，已经有越来越多的房颤患者开始接受导管消融这一能够有效减少房颤发作甚至根治房颤的治疗方法。

但是，患者关于手术的首要问题往往就是：安全吗？没危险吧？

所以我专门用一小节简单谈谈房颤导管消融手术的安全性，也就是并发症的问题。

房颤导管消融技术问世至今已经 20 多年了（1996 年第一次文献报道）。经过 20 年的技术进步和经验积累，这项技术已经成为临床上一项常规的治疗技术。而能够成为临床上常规的治疗技术，首先的一个标准就是它必须具有良好的安全性。

不难理解，如果一项手术尚处于起步阶段，还有很多未知的领域，安全性还难以保证，它是难以成为临床常规治疗措施的。

那么所谓的良好安全性，有没有数据支持呢？

当然有。研究表明，在有经验的中心或者有经验的术者中，房颤导管消融手术发生严重并发症的总体概率仅为

1% 左右。而且经验越丰富的术者，发生并发症的概率越低。

所以，虽然在术前谈话通知单上，您会看到长长的并发症名单，甚至越看越害怕。但它们加在一起的发生率却很低！

但是，再经验丰富的术者也不敢跟您保证这项治疗技术绝对安全。

经常有患者会问：1% 的概率虽然不算高，但是放在自己身上就是 100% 啊！我还是有些顾虑……

那么接下来，我就再跟您唠叨唠叨。

1. 有哪些严重并发症？

通常，心脏病介入治疗的并发症包括严重并发症和一般并发症这两大类。二者之间有什么区别呢？

严重并发症是指有可能致死、致残或遗留有后果的并发症；一般并发症则是指通过处理能够痊愈的并发症。

各位患者朋友肯定还是最担心严重并发症。那么我就从最严重的房颤导管消融并发症说起吧！

房颤导管消融治疗的严重并发症，最严重的叫左心房食管瘘，其次是围手术期卒中，再次是心脏穿孔，最后是肺静脉狭窄。

这些名词听上去很吓人、很难懂吧？下面我就一一跟您介绍。

＊ 左心房食管瘘

关于左心房食管瘘，前面我们已经讲到一些了。左心房是和房颤关系最密切的一个心腔。几乎所有的房颤导管消融手术都需要在左心房内进行消融。

在解剖上，左心房的后面紧贴行走的是食管，后者是一个开放的通道。所以一旦左心房和食道之间出现贯通（即"瘘"），来自开放通道——食管中的细菌就会进入无菌的心房里，继而随血液散布到全身，引发败血症等严重后果。

由于现在的医学技术尚无法实时提供消融部位的心房肌厚度及消融损伤深度，所以如果术中消融损伤一旦超过了左心房的房壁，就有可能损伤到食管。而损伤严重时就会在二者之间形成窦道，即左心房食管瘘。

这是一种致命并发症，所幸发生率很低，在千分之一左右。

过去这些年来，医生们在降低这种并发症的概率方面进行了卓有成效的努力，很多术者都有自己的预防左心房食管瘘发生的办法。比如，采用局麻＋镇静的方法，在左心房后壁消融时采用较低功率较少时间消融等。

需要强调的是，术后如果食管损伤发现得早，可以避免这种并发症的发生。所以我们通常建议患者术后一个月内进食软食，不要进食生、冷、硬、烫的食物，同时给予抑制胃酸的药物，减少返流的胃酸对食管黏膜的损伤，同时嘱咐患者一旦术后出现胸疼、发热等症状，及时来医院就诊……

✳ 围手术期脑卒中

可能很多患者朋友不理解，我通过导管消融治疗房颤本来就是为了预防卒中，为何手术中或手术后还会出现卒中啊？这里面的原因大概有以下几种。

①心房里本来就存在经食管超声心动图看不到或无法分辨的微小（<3毫米）的血栓，当导管在左心房里操作时，就有可能把它碰掉，从而导致卒中。

②术中或术后，在导管尖端或者消融后的创面上形成的结痂或者血栓脱落造成卒中。

③在进入左心房的长鞘管上新形成的血栓一旦脱落也会造成卒中。

在预防房颤消融卒中并发症方面，下面这些措施会非常有用。

对于房颤中风概率高的患者，在术前建议抗凝治疗一个月。它的好处是可以融化掉那些微小血栓，这样当手术的时候，心房里就干干净净啦！

另外是在导管室通过一套规范化的流程预防房颤消融术中的卒中并发症。这些措施包括：使用高浓度盐水持续灌注进入左心房的长鞘管、术中定时监测反映血液凝固性的指标、尽可能减少进入左心房的鞘管数量、术后及时给予口服抗凝药等。

我们中心的经验显示，这些预防卒中的综合措施应用得当，可以将房颤导管消融治疗的围手术期脑卒中发生率控制在 0.1%~0.5%。

✳ 心脏穿孔

顾名思义，心脏穿孔就是术中心脏出现一个孔洞，血液从心腔里面进入心包腔里。这是一种危险并发症，术中一旦出现需要紧急处理。

有经验的中心或术者，房颤导管消融术中这种并发症的发生率为 0.2%~0.5%。

发生这种并发症的原因很多，主要包括有些患者的心脏结构存在一定的解剖变异、目前无法实时测量心房壁的厚度、导管硬度偏硬、消融过程中出现无法预料的心肌爆裂伤、术者的经验等。

我认为，术者的经验是决定术中心脏穿孔最重要的影响因素。但即使再经验丰富的术者，也无法完全避免该并发症。

不过，大多数心脏穿孔通过手术中紧急的穿刺引流可以得到迅速缓解，真正需要开胸手术修补的情况很少。

＊肺静脉狭窄

由于造成房颤的病灶主要分布在和左心房相连的肺静脉开口部，所以如果消融部位过深的话，会造成肺静脉的狭窄。

一旦出现这种并发症，患者肺里面的血液就不容易引流到心脏里，从而会出现肺部疾病的相关症状。

这项并发症主要见于房颤导管消融治疗的早期，那时医生判断导管是在肺静脉开口部还是深处的经验还不足。

近十几年来，随着三维标测系统的广泛应用，目前这个并发症的发生概率已经非常低了。

2. 有哪些一般并发症？

房颤导管消融治疗的一般并发症主要包括穿刺部位的血肿、动静脉瘘、做冰球囊消融时的一过性膈神经损伤等。

这些并发症解释起来会需要很多篇幅，但因通常不会遗留有严重后果，经过及时处理多能完全康复，这里就不做详细说明了，您可以根据自己的兴趣，决定是否做更进一步的了解。

据上所述，房颤导管消融术虽然可能会出现多种严重的并发症，但总体的发生率很低。在经验丰富的中心，严重并发症的累计发生率仅在 1% 左右。

而且，绝大多数房颤导管消融并发症即使出现，也可以通过及时恰当的处理而让患者转危为安，遗留有严重后果（如卒中所致的偏瘫）或者导致死亡的并发症非常少见。

但需要明确的是，任何一项心脏病介入疗法都是一把"双刃剑"，在治好病的同时，也会有潜在的导致并发症的风险，因而它并不是完美无缺的。

对于准备接受房颤导管消融治疗的患者来说，选择并充分信任经验丰富的中心和治疗团队，同时在术前深入了解房颤导管消融术的相关知识，做到知己知彼，缓解焦虑，术后配合医生和护士做好治疗和康复，是减少围手术期并发症的最好办法。

小贴士

说了这么多，其实我还有三句重要的话没有说：

天底下没有一个医生会希望自己的手术出现并发症；

我们衷心祝愿您的手术没有并发症；

对我们这些常年在患者心脏上"舞枪弄棒"的心律专科医生来说，一台手术如果能做到安全和疗效二者兼得自然最好，但如果碰上不好把握的情况，安全一定会走在疗效前！

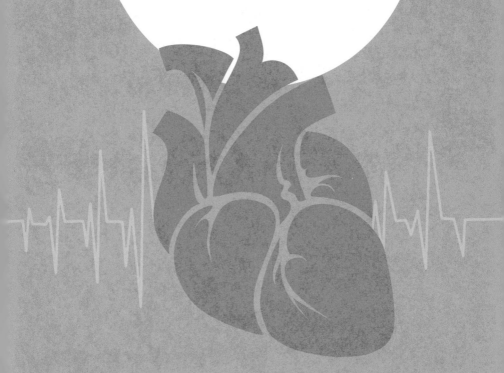

第四章

房颤消融的术后管理

识别二维码观看作者讲解:《房颤术后要注意哪些事?》

　　射频消融是房颤最常用的治疗手段,不是说做完手术,一切就画上了圆满的句号。房颤导管消融手术以后的日常管理,我希望患者朋友们也重视起来。

　　为什么术后管理这么重要?

　　主要是防止术后并发症。

　　什么是并发症呢?它和医疗意外不一样,就像咱们老百姓都知道吃药可能有伤肝等"不良反应",手术的"并发症"就像这些明确写在药品说明书上的"不良反应",不一定每个人都会发生,但是有概率会发生。

　　其实如果您能够从手术台安全地回到病房,就意味着很多的并发症可能就已经不会发生了,这时候要防的是术后的并发症。

　　在术后的并发症里,下面两种并发症要高度警惕。

116

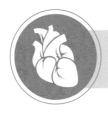

预防心房食管瘘：食道要护好

首先就是我们前面提到过的"心房食管瘘"。虽然发生率不高，大概千分之几，但发生在自己身上，那就是100%，而且它的后果非常严重，严重到如果不及时通过外科手术去抢救，患者的死亡率几乎是100%。

那么它和术后的管理有什么关系？术后食管一般会有点黏膜水肿，就是射频的热量已经波及它了，但是还没有发展到溃疡，更没有产生瘘道，通过术后的管理，我们能够预防这个进程发生。具体要注意以下几个方面。

＊1. 不吃太热的

首先，要保护食管，大家吃东西就要注意，避免一些对食管黏膜有损伤的行为。比如，很多朋友喜欢喝热茶、热汤，觉得这么喝下去舒服。但是，假如食管黏膜已经出现水肿，再喝下高温的液体，就会加重水肿，甚至发展成为溃疡。所以热的东西，特别是烫的饮食，要坚决避免，一定要把它晾温，甚至偏凉一点，这一点对避免食管黏膜的损伤是非常重要的。

＊2. 不吃太硬的

其次就是不要吃太硬的东西。大家想，食管黏膜已经有水肿，甚至有溃疡了，如果你再吃硬的东西，容易把黏膜划破，导致溃疡，甚至导致心房食管瘘。

当然，不是说做了个手术，这一辈子就不能吃烫的东西和硬的东西了。心房食管瘘的发生有一个窗口期，一般在手术之后的 30 天到 45 天，所以每当我自己上台做手术，我的习惯是，下台以后第一句话就是和患者说，咱们前一个半月，吃东西千万不要吃太烫的，另外千万不要把那些硬的食物囫囵吞下去。

＊3. 遵医嘱吃"胃药"

此外，医生们也会在术后医嘱当中开一点胃药。有些患者可能会奇怪，说我没有胃病啊，为什么给我一些治胃病的药？像胃药里面的奥美拉唑、泮托拉唑，实际上就是抑制胃酸的。因为胃酸反流到食管的情况并不少见，酸性的物质一旦侵蚀到已经水肿的黏膜，就会造成溃疡，所以要吃一点抑制胃酸的药物。通常情况下，抑制胃酸的药一般服用 2~4 周就可以了。

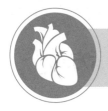

预防血栓：术后吃 3 个月抗凝药

除了心房食管瘘，我们要避免的第二个手术并发症是血栓相关的问题。我知道有很多的朋友之所以接受这个手术，就是因为害怕房颤带来的血栓，那为什么做完手术之后反而还会有血栓的风险呢？

这是因为手术用的导管虽然很细，但端头的射频能量还是会让心房内膜发生损伤。当心房内膜损伤后，就会增加局部血栓的形成风险。心房内膜的修复功能是很强的，但它需要一点时间，所以原则上，所有的患者做完房颤射频消融手术后，都要吃 3 个月的抗凝药，避免心房内膜损伤之后，血液聚集凝聚成血栓。

那么 3 个月之后还要不要吃呢？前面我们也提到过，这要等 3 个月后，由医生评估手术效果和患者本身的危险因素后再判断。如果房颤已经好了，本身也没什么危险因素，就可以不用吃抗凝药了。但如果经过医生评估，手术效果不佳，危险因素还是很多，那就需要继续吃。

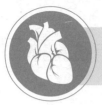

预防术后复发：改善生活方式

医生也希望每一台手术都非常成功，但是限于医疗技术，必须正视的现实是，不是所有患者都能够得到满意的治疗效果，确实存在术后复发的可能。

很多患者会问：为什么复发的人是我？

这里除了本身心脏的健康程度之外，还有一些可以调整的因素存在，前面我们提到过一些，这里想和大家再详细聊一聊。

＊ 管理好情绪

大家在手术之后要管理自己的情绪，因为你越焦虑不安，复发率越高，这是一个恶性循环，所以做完手术，就应该换一种思路，保持积极乐观的心态：如果这个手术好了，那真是皆大欢喜，如果不好也没关系，我们再和医生一起想办法。

＊ 限制饮酒

这个问题我们强调许多次了。一部分房颤跟饮酒是有绝对关系的，长期饮酒，会在心房产生容易导致房颤的"土壤"，所以术后饮酒这个问题，我个人的建议是，最好不喝酒。

有的患者跟我讨价还价："哎呀刘主任，我喝了这么多年了，一下戒不了，能不能原来每天喝一斤，现在我每天喝一两二两的呢？"但是我一般都建议，如果实在戒不了，也要先戒上两年，让心脏好好休养。

识别二维码观看作者视频：《喝酒能诱发房颤？》

因为手术只是把最关键的病灶给去除了，但是产生房颤的"土壤"还存在，"土壤"改良也需要一个过程。您有两年不喝酒，减少了恶性刺激，心房这个"土壤"就能够慢慢改良回来。其间医生可能也会在术后早期让大家吃一些抗心律失常的药，帮助"土壤"缓一缓，减少房颤复发。

＊ 遵医嘱服药

我刚才谈到了服药的问题，药物在根治房颤方面没有太大的作用，但是药物确确实实能够改善心房的"土壤"，进而减少复发乃至降低房颤的新发。

＊ 控制体重

国外做过这样一个试验，样本都是比较胖的、患有房颤的人，这些人做过消融手术后，一组在术后减肥了，另一组该吃吃、该喝喝，结果发现减肥这一组术后的复发率明显低于没减肥的一组。大家知道，持续性房颤的复发率还是挺高的，通常远期复发率（也就是术后一年以上复发的概率）会在 30%~40%。但如果体重减轻 10%，甚至可能使复发率降低 15%。所以减重的作用是非常大的。

在我们中心，对于体重比较大的房颤患者，都会专人去指导他们怎么减肥。大家也别小看减肥这事，对于房颤患者来讲，减肥不是为了美，而是一个治疗性的生活方式。

＊ 改善呼吸

比较胖的人也容易出现呼吸睡眠暂停。很多人在睡觉的时候会打呼噜，打呼噜其实不要紧，但是有些人打着打着突然就停了，不喘气了，过一段时间呼噜声又起来了。在他不喘气的那段时间，身体和外界氧气的沟通交换停止了，因此身体处于一个严重的低氧状态。有的患者睡眠过程中的呼吸暂停可以达到十几甚至二十秒，这是非常危险的，会在体内激发一系列的恶性反应，这都有可能导致房颤的发生。所以如果有睡眠呼吸暂停，手术之后一定要尽早把它纠正过来，这会非常有助于减少术后的复发。

所以如果家人告诉你，你有打呼噜伴有呼吸暂停的情况，我建议在手术以后一定要找专科的医生，到呼吸睡眠科去医治一下，通过改善打呼噜能够降低房颤的复发。

☀ 控制血压、血脂、血糖、尿酸

血压、血糖、血脂、尿酸等心血管病的风险因素，大家一定要控制起来，否则还是容易有复发的可能。

☀ 适当运动

做完房颤消融手术以后，有些患者不敢走路了，说担心回去路上走快了，房颤会不会又发了。大家不要担心这个，因为做这个手术就是希望大家的生活能回归正常，所以运动只要不过度，不做竞争性、对抗性的十分消耗体力的运动就可以，日常的生活没有任何影响，甚至还希望大家多一些运动，把体重减下来，而体重只要下来，实际上很多时候血糖、血脂、血压等也会得到改善。

☀ 规律作息

作息时间一定要注意调整好，不要熬夜，熬夜和心律失常也是有一定关系的。

☀ 戒烟

烟一定要戒，我们搞心血管病的医生，都特别强调戒烟这个事情。而且一定要零吸烟，有患者说，我以前一天一盒，现在一天两根行不行？不行，一定把烟完全戒掉。

＊ 不喝浓茶

很多朋友会问喝茶的问题。通常来讲不是特别影响，但是要避免喝特别浓的茶。因为喝浓茶之后，有时候睡不好，这就会造成心脏神经系统的波动，而房颤是明确地跟神经的波动有关的，所以尽量不要喝浓茶，一般的茶没有什么影响。咖啡也是如此，少喝可能对身体有些好处，但也是不要多喝。

小贴士

房颤消融的术前告知

房颤的导管消融手术需要住院，在此我提供一份我所在中心的术前告知清单，给大家参考：

☑ 入院时请您带上以前所有的病历资料以及现在正在服药的清单，咨询过您的主管大夫后，再决定是否继续服用这些药物，切忌自行停药或者加用其他药物。

☑ 配合您的大夫及护士完成术前的各项检查和准备工作，放松心情，准备接受手术；

医生会：

▶ 既往病史的系统回顾；

▶ 详细的体格检查；

▶ 血尿便常规检查，肝肾功能及甲状腺功能，免疫学方面的检查；

▶ 心电图及动态心电图检查，以及经胸和经食道超声心电图的检查（类似于做胃镜，将超声导管经口腔送入食道。食道位于左心房后面，将探头放置此水平可以清楚看到心房/心耳里是否存在血栓，如有血栓不适宜做射频消融术，需听从医生建议抗凝治疗一段时间后，确定没有上述情况方可手术）；

▶ 心脏的核磁或CT检查（了解左心房结构）；

▶ 向家属交代手术的相关事宜，需得到病人与家属的知情同意。

护士会：

▶ 协助医生完善各项术前准备；

▶ 术前训练床上大、小便，同时准备便器；

▶ 术前做碘过敏试验；

▶ 术前一日备皮；

☑ 局麻术前四个小时禁食禁水；全麻术前 12 个小时禁食禁水；术后准备易消化温软食。

☑ 术前禁食禁水期间，如果您需要服药而必须饮水，请尽量少量饮水。刷牙时也要避免吞咽水，术前摘除假牙。

☑ 手术过程中会给予镇痛药物，大部分患者对疼痛是可以耐受的。消融有时会累及神经节分布区域，疼痛会较明显，术中可以和手术医生沟通，加量镇痛药物。实在不能耐受的患者，如身体条件等允许，可以在全麻下进行手术。

☑ 请尽量保持身体不动、呼吸平稳。术前会在您身上贴电极片，生成您心脏的"导航系统"，即心脏模型，医生在此模型指导下手术。如果术中您扭动身体，需重建心脏模型，势必延长手术时间。另外，在射频消融手术过程中，因为疼痛不适，患者容易深呼吸（大喘气）或者屏气（憋住气）来缓解疼痛，但心脏一般只有与拳头大小，轻微的位置改变都会使手术受到影响，因此在您可以控制的范围内，请尽量平静呼吸，有利于手术顺利、安全进行。

☑ 在手术中，如果想要咳嗽，提前和医生沟通，医生会暂停操作。咳嗽时不要过分用力。

☑ 术后您可能会由于术中使用镇静或镇痛及局麻药物出现恶心呕吐不适以及小便潴留情况，数小时后即可缓解。建议术后尽快小解，可减少小便潴留的发生。此外可能会出现乏力及胸部不适感（闷、疼、揪疼），可能是因心肌组织炎性反应、水肿等因素导致，一般症状很轻微，心肌恢复过程中，会慢慢消失，不必过度紧张，可通过转移注意力等减轻症状。如症状加重或持续不缓解请告知您的主管医生，医生会根据情况进行处理。

☑ 术后通常需要卧床休息，护士会在您大腿根上压个沙袋，大约压迫 6~8 小时，帮助穿刺切口止血。期间请勿做患侧屈膝、翻身动作，否则可能影响伤口恢复，造成淤青、血肿。但为预防血栓，期间您需要经常做做足部运动，例如勾勾脚尖、转转脚腕。可以请家人帮忙摸摸脚背，穿刺侧足背动脉搏动是否渐弱消失、皮肤温度是否变低等。

☑ 出院后，鼓励您正常做日常活动；伤口愈合前避免腿部拉升、下蹲动作，以免伤口出血；需每日观察穿刺处恢复情况，伤口结痂，无渗血、渗液即可淋浴，淋浴后伤口处保持干燥。术后出院后两周内避免剧烈运动和负重的活动。关于活动量，在无心悸、胸闷、憋气等症状的情况下，根据自身的情况逐渐增加。如您在服用抗凝药，请避免做容易磕碰、撞击力强的活动，以免发生皮肤出血。适合的运动如慢跑、散步、游泳、太极等。

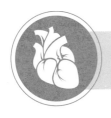

患者提问精选

1. 术后多久可以吃饭喝水？

如果在全麻下进行房颤手术，术后应禁食水 4~6 小时；如果是在局麻下进行房颤手术，出手术室后如果没有恶心不适的话，就可以进食水和粥这样的流食了。

2. 术后需要卧床多久？

术中需通过穿刺腿上的静脉完成房颤消融，术后要对穿刺处进行包扎，并且应用沙袋压迫 8 小时，如果医生进行了局部的缝合，那么压迫时间可减少到 4~6 小时，平卧 6~10 小时，术后 12 小时解包扎。

需要提醒大家的是，术后平卧并不是时间越长越好，无须因为担心出血而延长平卧时间。因为平卧时间过长会增加下肢血栓形成的风险，可在床上做一些足部和脚趾的活动预防血栓形成。

3. 术后可以正常活动吗？

术后 1~2 周内日常活动不受限制，尽量不要做剧烈运动，以避免穿刺处出血。

4. 术后多久能洗澡？

一般术后 3 天，穿刺处结痂后即可淋浴。房颤手术属于微创手术，没有切口，只有两个小小的穿刺点，因此不必过分担心伤口感染的问题。

5. 多久复查一次？

房颤手术后半个月、1 个月、3 个月及此后每半年均应接受随访，随访应至少持续 2 年。每次进行随访时至少需要行一次 12 导联心电图检查（也就是老百姓平时说的"心电图"）术后 3 个月、半年及之后每年需进行动态心电图（Holter）检查。

即便 2 年随访时间过后，也应每年至少见一次医生（社区医生／内科医生／心内科医生），以了解疾病的发展变化情况，评估卒中，也就是老百姓所说的中风的风险。

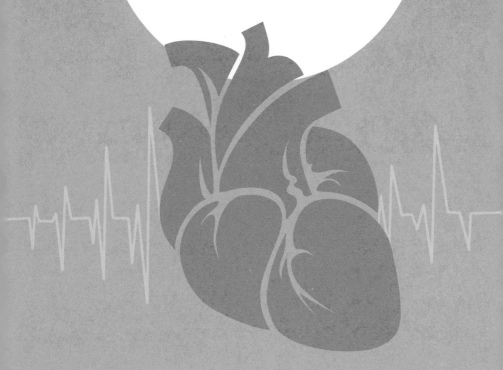

第五章

房颤的术后复发

这里我想和大家说的是，房颤手术没有绝对的失败——哪怕手术没有完全成功，哪怕术后房颤还有出现，但通常情况下房颤发作次数及持续时间会少很多，随之而来的其他风险也一定会大幅度降低。所以哪怕术后还有房颤发作，不要懊恼，手术是没有白做的。

识别二维码观看作者讲解:《房颤术后复发了！怎么办？》

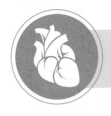

为什么我的房颤复发了？

主要是以下 3 个原因：

* 1. 漏水漏电型

上一次手术中修好的"防火墙"出现了漏缝，"漏水漏电"，原来的病灶导致房颤复发。

* 2. 漏网之鱼型

上一次手术中，"敌人"没有出现，也就是说有些病灶没有诱发出来，比较隐蔽。

* 3. 新生病灶型

上一次修的"防火墙"非常完美，没有"漏水漏电"，也没有"漏网之鱼"，但随着患者年龄的增长又出现了新的病灶。

这里我想多说一些。房颤这个病，跟年龄特别有关系。

随着年龄的增长，房颤发病率急剧升高，整个增长曲线是非常陡直的。到了 80 岁以上，有 15% 以上的老年人会有房颤。

因为人变老了以后，可不只是脸上长皱纹了、体力不如年轻时候了，我们整个内脏的器官都会变老，心房当然也不例外。随着年龄的增长，心房老化以后就会出现一些新的"病灶"。

所谓的"心房老化"，要和大家特别讲一下，它也不完全是受年龄的影响，有些四五十岁的人，心脏可能还没有六七十岁的人好。

可以将房颤病灶所在的心房比喻成"土壤"，医学上也叫"心房基质"，有些人的"土壤"不好，就是容易发生房颤。所以就算都是患有持续性房颤，心房大小也差不多，但如果心房"土壤"不一样，患者的手术成功率和复发率也差距很大。

我们可以用电生理检查的截屏给大家直观展示一下。

做房颤消融手术时，医生会像一个电路维修工人一样，导管进入心房后先用特殊的电笔给整个心房的电路进行检测——心房的电压可以在一定程度上说明心房这个"土壤"好不好。

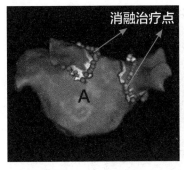
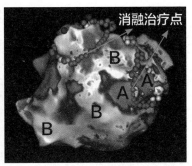

左图：心房基质较好　　　　右图：心房基质较差

这两幅图片是医生在做房颤手术时，分别对两位患者的心房电路情况做的检测结果，这两位患者有相似的房颤时间和心房大小。大家可以看一下，灰色区域（A）代表电路正常，亮度较高区域（B）代表电路不正常，深灰色的点是房颤消融时的治疗点。

左图中几乎没有任何电压异常的区域，也就是心房的"土壤"较好；右图中，心房内有大片的电压异常区域，心房的"土壤"差，存在较多的心房纤维化，手术难度增加，之后的复发率也会高于左边的患者。

遗憾的是，目前通过心脏超声、胸片甚至是心脏核磁都可能无法检测出这种"土壤"异常，只有在手术中才能发现。

术前术后，大家也可以多关注心脏超声报告，看看左心房的大小，这个指标也会影响手术的成功率和复发率。通常左心房变大，也意味着心脏功能变差，患者会有更高的房颤复发率。

检测指标	参考值
左心房前后径	23 ~ 39 毫米
左心房左右径	25 ~ 40 毫米
左心房上下径	31 ~ 55 毫米
左心房容积指数	16 ~ 34 毫升 / 立方米

高龄、高血压、糖尿病、吸烟、饮酒、肥胖和一些疾病等都与左心房增大有密切的关系。

所以，即便房颤类型相同，有些人的手术就很好做，有些人的心房"千疮百孔"，手术难度和复发率就会更高一些。

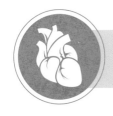

消融手术后房颤复发率高吗？

很多患者朋友会问：房颤消融手术复发率是不是特别高？
因为很多人听到自己的邻居、朋友说做完手术又复发了。
这个情况一定要区别对待。

首先，我们整体来看房颤的复发率。

我 1999 年就开始从事心律失常工作，当时国内才刚刚
开始第二例房颤射频消融手术，头几年手术都还很不成熟，
复发率确实非常高，我现在还记得，那时频频接到患者的
复发电话。这也给大家留下了"房颤消融手术容易复发"
的印象。

但现在的手术复发率已经比 20 多年前刚开始的时候降
低了很多。我们这一批心律失常医生都有特别明确的感受，
就是整体的复发率是明显降低的。

20 年前，我特别担心半夜来电话，因为我的电话一响，
十有八九是某位房颤患者复发了。现在很多年轻医生，就
没有这样的经历。

可以给大家说一个真实的数据，早期的 10 个患者当中，
可能只有 3 个治愈，但是现在完全反过来了，70%~80% 能
治愈，复发的变成了少数。

其次，一定要看房颤的类型。

前面我们讲过房颤有阵发性的，也有持续性的。治疗阵发性房颤的成功率是多少呢？术后一年不复发的概率接近90%，还是很高的。但如果是持续性房颤，复发率就取决于房颤持续的时间，一年以内的持续性房颤，手术成功率也还是比较高的，但是随着持续时间的延长，复发率也会越来越高，尤其是超长病程的持续性房颤患者，需要有心理准备。这也启示我们，发现房颤以后别拖，抓紧治疗。

但是，在治疗中，大家实际上也不需要特别纠结于复发率具体的数字。因为现在房颤的消融手术已经是个常规手术，这意味着它的成功率和安全性都有一定的保障。每年国际上都会出一版治疗指南，由全世界最有实力的一批专家制定。而在最近的指南当中，已经把阵发性房颤消融手术作为一线治疗。

什么叫一线治疗？就是得了房颤，不是要先吃药，等药物没效了再去做手术（这是以前指南里的建议），而是可以直接做手术，这就是一线治疗。而任何一个疗法如果成为一线治疗方式，它的复发率就不能太高。

绝大多数阵发性房颤有个规律，随着时间的延长，它发作的持续时间会越来越长，发作的次数会越来越频繁，最终定格在持续性房颤，一旦从阵发性拖到持续性，疾病变得复杂，复发率就高了。

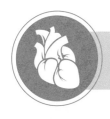

房颤复发了怎么办？

1. 看是不是真的房颤复发

　　临床上，有的患者刚从手术室回到病房房颤就"复发"了，有的是第二天，还有的可能一个月后回来说：我手术之前一个月房颤发作四五次，现在一个月发作十几次，发作的次数比以前还要多。

　　怎么手术还会让房颤发作越来越多呢？

　　确实存在上面所说的这些情况，但我要说，先不要特别紧张，尤其是术后前三个月之内房颤复发的朋友。术后前三个月，在医学上有一个词叫"空白期"，是一个很特别的阶段，在这个阶段，如果有房颤复发，并不意味着房颤手术失败了。

　　房颤发作就像是一条河的河堤决口，我们用手术把口子堵上了，但是灾后重建的过程，还需要一点时间。大家也可以这样理解，就是主要的战斗已经通过手术解决完了，但是在心房里面还会有一些小的战斗，需要一些时间慢慢恢复。

　　有人专门做过研究，在手术之后前三个月房颤复发的患者当中，后续大部分是会好的，包括这一部分说手术前发作少、手术之后发作反而变多了的患者。

所以，三个月内复发完全不需要担心。

如果三个月之后复发了，在医学上来讲，就认为是复发了。但这个复发怎么处理，要看具体情况。

2. 看发作的情况

如果术后发作特别少，一年 365 天，360 天都是好的，偶尔发作一小会儿，这算不算复发呢？

我觉得，至少不用那么着急去治疗，这种情况完全可以再观察，因为我们在做第二次手术和用点药物将房颤控制下来之后继续观察之间做过对比，可能还是吃药获益更大。

但是，也必须要承认，有一部分患者复发以后，药物治疗是控制不了的。如果房颤术后复发，通常医生会先建议用药，假如药物控制不住了，再建议做第二次手术。

第二次手术会检查是不是有上一次手术没有发现的残余病灶，有没有新出现的病灶，从整体比例来看，第二次手术的成功率比第一次又会提高 10 到 15 个百分点。

阵发性房颤，绝大多数患者做一次就好。但持续性房颤，特别是那些持续时间比较长的，还是要做好心理准备，很可能需要做第二次甚至第三次手术。

所以大家要做好心理准备，因为紧张焦虑，事实上于事无补，而且会给你造成很大的思想负担，房颤的发作跟人的思想压力是有关系的，过于焦虑反而更不好。

3. 复发以后怎么办？

前面提到，早期复发，尤其三个月之内，完全不必紧张。那三个月之后还有"复发"怎么办呢？

这里我们还要分个类。

有一些"复发"，实际上不是真的复发。有很多患者说还是心慌，一查，不是房颤，是出现了期前收缩等其他的心律失常。大家可以这样理解，房颤、房扑、房速、期前收缩，它们实际上都是"一家人"，只要出现一个，后面很可能其他心律失常也随之而来。这其实还是我们前面说到的，心房的"土壤"不好了。所以一定要通过改善生活方式、遵医嘱服药等方法，改良心房的"土壤"。

还有一些复发，是真的房颤又复发了，那么可能还要进行二次手术。

一般经过一次导管消融术，即使有房颤复发，发作的次数也会较前减少、症状会明显减轻。

如果仍发作频繁、症状明显，可以考虑再做一次导管消融术。有数据显示，经过两次消融，持续性房颤的无复发率也可以达到 70%~80%。

还有一些患者，可能术后一年内都还挺好，一年后又有房颤了。这种情况，很可能是新发了房颤，目前的指南是推荐再次接受消融手术。

其实，最好的方法是，大家在更早期的时候，改善生活方式也好，吃药也好，让心脏"休养生息"，能够让"土壤"喘息恢复，尽量延缓房颤或者其他心脏疾病出现。

4. 多次手术还复发怎么办？

这也是我特别想和大家聊的一个话题。

确实有一部分患者，经过很多次的手术，就是无法终止房颤，这样的患者我也见过很多。很多人非常绝望，您想，心脏一直持续"噔噔噔"地乱跳，该有多难受，几乎无法正常工作、生活了。

但我要说，假如真碰到这样的情况，大家不要觉得生活就没救了，我们在前面专门有一个章节，讲如何与房颤共存。

如果真的遇到这种情况，我建议大家一定要做到以下两点。

第一，做好抗凝，把抗凝药吃好，那么房颤的血栓栓塞、中风的并发症能减少80%。

第二，把心率控制好，不要让心脏跳得太快，因为长时间跳太快，容易引发心衰等一系列问题，我们前面提过房颤治疗"最后的手段"，打断房室结，再安装起搏器，也能帮助您恢复正常心跳。

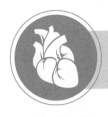

患者提问精选

1. 某次起搏器检查发现，某日出现 8 次房颤，都是一分钟以内的，这意味着房颤复发吗？

这是一个非常好的问题。

安装起搏器之后可以随时随地检测你的心跳，其间通常会记录到一些短暂的、大概持续几十秒钟的房颤，尤其是在老年人身上。

出现这种情况，大家不用紧张，因为我们现在评估房颤的危害，有一个叫房颤负荷的概念，它是指房颤发生时间占记录整体时间的百分数，如果房颤持续的时间只是在一分钟以内，没有症状或者有点心慌一下就过去了，在一些老年人身上其实是比较正常的生理现象，不能认为是房颤复发了，完全可以继续观察，不必紧张。

2. 术后 3 个月之内都很好，停药 20 天左右就发作了 4 次。这是不是复发？

如果说在三个月之内很好，停了抗心律失常药以后又出现了房颤，应该属于复发，20 天就复发了 4 次的话，这个时候很可能需要再做一次手术，需要您跟当时手术的医生再沟通一下。

3. 一个月以前刚刚做过房颤的消融手术，术后心跳的次数比术前快了 15 次 / 分钟左右，请问需要多少时间可以恢复？需要用药吗？

术后心率变快的情况，其实非常常见，我在手术前通常都会提前告知患者，不需要太紧张，这是会慢慢恢复的。

为什么会发生这种情况呢？

其实控制心脏的有两组神经，一组是让心脏跳得快，另一组是让心脏跳得慢。我们的大脑非常聪明，有一个很好的机制，让二者之间互相制衡。

比如，我要跑步了，需要心脏跳得快了，这个时候，大脑就给让心脏跳得快的那组神经多发 "上岗证"，让它们开始工作；比如，到夜间睡眠的时候了，这会儿需要让心脏跳得慢了，这时候大脑就会把"上岗证"给让心脏跳得慢的那组神经多些，让心脏跳慢一点。

这两组神经平时是一个平衡的状态，但是在消融手术的时候，我们前面提到了，要用能量打掉病灶，但是病灶附近可能会有一组让心脏跳得慢的一部分神经。现在医学上无法做到只消灭病灶而对周围的神经没有任何影响。

原本两组神经势均力敌，但是射频消融手术消掉了一部分让心脏跳得慢的神经，让心脏跳得快的这组神经就占优势了，所以射频消融手术以后，很多患者会发现心跳变快了。

但是随着时间的流逝，这部分损伤的神经，自身是能够修复的，在医学上叫神经的再生，过一段时间，这两组神经就又平衡了，您的心率自然也就没那么快了。

这个恢复过程需要多长时间呢？

每个人都不一样，但通常来讲，这种情况至少可能会持续半年左右，有的患者甚至可能会到术后第二年才恢复。

那要不要用点药呢？

这其实取决于患者的症状。对于那些术前心跳很慢的患者，我们还很乐于看到这个现象。比如，患者术前心跳每分钟只有四十一二次，休息状态下也没有什么不舒服的感觉，装起搏器有点小题大做了，但是稍微一活动，还有点不舒服。那么消融以后心率快起来了，这反而是一件好事。

但确实还有一部分人，已经习惯于常年 60 次 / 分钟的心跳，做完消融手术以后，心跳忽然变成了 80 次 / 分钟，这个心跳本身还不需要处理，但是患者还确实有点难受，这个时候还是可以稍微吃一点药，让患者感觉舒服一点。

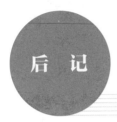

房颤的终身管理

这些年，我一直在提倡，房颤患者要坚持随访，做终身管理。

房颤这个病，就像我们眼角的皱纹似的，很大程度上是跟年龄有关的，现在国外已经有相关的研究数据，德国的数据显示，15.6% 的 80 岁以上人群有房颤。因为现在整个社会的人民越来越长寿了，这个问题也越来越明显。

即便你现在通过手术或者药物，把房颤转成正常心跳了，但再过 10 年，仍然可能新发房颤。你还不能不处理，因为房颤会加速心衰、中风的到来。所以对房颤病灶我们要"动态清零"。

那怎么才能动态清零？

就需要大家监测他。要怎么监测呢？咱们自己在家经常自测心率，或者时不时查个动态心电图，都是好办法。

但是从我这么多年的经验看，最好还是得有人管理。

终身管理的理念，10年前我们就这么做了，现在已经被学术界认同。10年前，我从北京安贞医院被引进到北京朝阳医院，院长、副院长就问我：你要什么条件啊？

很多医生会要求一些科研经费，但我当时就提了一个要求：给我一个医生助理。当时院长问我，什么叫医生助理？

我说，就是护士，但是这个护士不管打针发药，我得让她来管理患者，而且是做完手术出院的患者。具体管什么呢？

比如，患者出院之后吃药，可能会出现很多问题，像我们前面提到的，吃抗凝药的时候，如果牙龈出血了，大小便出血了，患者知不知道这可能是抗凝药导致的呢？不一定。我们的医生助理去随访的时候就会问他，了解情况，以便医生及时处理。

当时院长马上就答应了我的要求，给我安排了一位医生助理，卢晓英。

她的工作对我们的工作促进非常大，因为我们很多患者尤其是新患者，会有很多疑问，90%的问题都是共性问题，她都可以解决，解决不了的，她再向我求助。

到后来，她调整药物的水平，比一些高年资的住院医生水平都高。这项工作也得到了北京市总工会的认可，我们还成立了专门的卢晓英工作室。

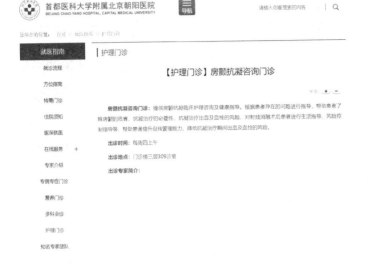

为什么要搞这样的院外管理？

因为心脏病非常特殊，它不像感冒，好了就是好了。一旦发生心脏病，它可能会纠缠你一生。但在传统的医疗模式下，患者出院了，就算完成了，即便有随访，通常也就是给患者打个电话，非常简单——三甲医院心脏专科的医生护士们都太忙了，门外永远有病情更危重的患者在等待。

我这个症状是不是药物的不良反应？饮食上什么能吃什么不能吃？能做什么程度的康复运动？这些问题，患者得不到充分的解答。

老话说，"三分治七分养"，如果能有具备医疗背景的团队在院外继续支持你、监督你，可能原本要做3次手术的，做一次就行了；原本会中风的，顺顺当当无事发生。

这些年里，我的感受是，院外管理确实对患者的病情改善有益。第一，我希望让患者觉得他有人管、让他知道这儿有一个依靠；第二，我希望通过这种院外的随访保持患者病情的稳定。

最后再总结一下本书中提到的房颤新的治疗理念：**早诊早治，节律控制，终身管理**，希望这 12 个字，能够对大家有所帮助。

医学是在不断发展的。30 年前，房颤这一疾病还少有人知；20 年前，我们对治疗方案还有很多争议；今天，我们已经有了很多治疗手段，也相信未来会有损伤更小、成功率更高的治疗手段出现。如果本书有幸再版，未来有任何诊断治疗新进展，我会再做更新。

读者朋友们如果有问题，欢迎随时通过我的医生助理找到我。